国家卫生健康委员会"十四五"规划教材配套教材
全国高等学校配套教材

供医学影像技术专业用

核医学影像技术学实验教程

主　编　孙夕林　黄　钢
副主编　尚　华　田　蓉

编　委　(以姓氏笔画为序)
厉红民　(陆军军医大学第一附属医院)　　陈曙光　(复旦大学附属中山医院)
田　蓉　(四川大学华西医院)　　　　　　尚　华　(河北医科大学第二医院)
朱高红　(昆明医科大学第一附属医院)　　庞　华　(重庆医科大学附属第一医院)
孙夕林　(哈尔滨医科大学附属第四医院)　胡　佳　(华中科技大学同济医学院附属协
杜晓光　(郑州大学第一附属医院)　　　　　　　　　和医院)
李小东　(北京大学国际医院)　　　　　　姚树展　(山东第一医科大学附属省立医院)
杨卫东　(空军军医大学第一附属医院)　　黄　钢　(上海健康医学院)
吴　励　(上海健康医学院)　　　　　　　董艳军　(滨州医学院附属医院)
吴湖炳　(南方医科大学南方医院)　　　　程　旭　(南京医科大学第一附属医院)
陈朝晖　(中南大学湘雅医院)

编写秘书
姜炜琪　(哈尔滨医科大学附属第四医院)

人民卫生出版社
·北　京·

图书在版编目（CIP）数据

核医学影像技术学实验教程 / 孙夕林，黄钢主编.
北京 ：人民卫生出版社，2025. 4. --（全国高等学校
医学影像技术专业第二轮规划教材配套教材）. -- ISBN
978-7-117-37834-5

Ⅰ. R81-33；R445.9-33

中国国家版本馆 CIP 数据核字第 2025CN8014 号

人卫智网	www.ipmph.com	医学教育、学术、考试、健康，购书智慧智能综合服务平台
人卫官网	www.pmph.com	人卫官方资讯发布平台

核医学影像技术学实验教程

Heyixue Yingxiang Jishuxue Shiyanjiaocheng

主　　编：孙夕林　黄　钢
出版发行：人民卫生出版社（中继线 010-59780011）
地　　址：北京市朝阳区潘家园南里 19 号
邮　　编：100021
E - mail：pmph @ pmph.com
购书热线：010-59787592　010-59787584　010-65264830
印　　刷：三河市潮河印业有限公司
经　　销：新华书店
开　　本：787 × 1092　1/16　　印张：10
字　　数：256 千字
版　　次：2025 年 4 月第 1 版
印　　次：2025 年 7 月第 1 次印刷
标准书号：ISBN 978-7-117-37834-5
定　　价：42.00 元

打击盗版举报电话：010-59787491　E-mail：WQ @ pmph.com
质量问题联系电话：010-59787234　E-mail：zhiliang @ pmph.com
数字融合服务电话：4001118166　　E-mail：zengzhi @ pmph.com

前　言

　　《核医学影像技术学实验教程》是国家卫生健康委员会"十四五"规划教材、全国高等学校医学影像技术专业第二轮规划教材《核医学影像技术学》的配套实验教材。核医学是现代医学中发展最为迅速的学科之一，其涉及医学、影像学工程、化学及药学等多学科交叉领域，已成为医学院校的前沿学科，是医疗体系现代化的重要标志。本教材的选题及出版具有重大价值及意义，以内容与时俱进、特色鲜明突出、可操作性强为重点，旨在完善核医学影像技术学实验教学的内容，规范核医学影像技术操作，提高学生的临床实践能力。

　　本教材以专业的目标去培养，以特定的学生为对象；强调基础与临床并重，理论与实践结合；课程设置上深入浅出，以涵盖领域全、内容有特色为指导思想，以《核医学影像技术学》教材章节为序分章编写实验，共计十六章。每章详细阐述了各核医学影像技术的操作方法及步骤，便于学生学习和掌握。由于书中实验项目较多，各院校可根据实际教学需要灵活取舍。

　　本教材汇集全国不同医学院校教学和临床经验丰富的教师集体编写，参与编写的各位编委均具有丰富的教学实践经验以及严谨的治学态度，在编写过程中各参编院校均给予鼎力支持，以满足核医学影像技术专业人才培养的需要，在此一并致以衷心感谢。

　　由于核医学影像技术及设备的发展日新月异，教学内容及重点更新较快，加之本教材编者水平所限，书中不足之处在所难免，望广大师生在教学实践中提出宝贵意见，以便再版时进行更新及修改。

孙夕林　黄　钢

2025 年 4 月

目　　录

第一章 核医学技术概述

实验 参观核医学科

【实验目的】

1. 了解核医学科的组成及机房布局。

2. 认识各种常用核医学设备的整体结构,了解核医学设备的组成,使学生对核医学有感性认识。

3. 初步了解核医学科的基本布局和工作环境。

【工作原理】

现场参观核医学科。

【实验器材及耗材】

核医学科、注射室、各类核医学设备。

【实验方法及步骤】

根据科室的情况,将学生分组,分不同设备(每组 12 至 15 人)参观,由老师对科室布局和各种核医学设备进行介绍和示教。

1. 介绍核医学科的组成、布局及地理位置。

2. 单光子发射计算机断层显像(SPECT)设备相关内容介绍(基本信息、结构、探头、操作软件等)及操作演示。

3. 正电子发射计算机断层显像(PET)设备相关内容介绍(基本信息、结构、探头、操作软件等)及操作演示。

4. 其他核医学设备相关内容介绍(甲状腺功能仪、伽马计数器等)及操作演示。

5. 影像储存与传输系统(PACS)网络介绍及操作演示。

【实验思考】

根据所参观的核医学科,找到你认为布局合理与不合理之处。

第二章　放射性药品

实验一　^{99m}Tc-DTPA 的制备

【实验概述】

^{99m}Tc 是目前医学应用最广泛的单光子核素,其发射适宜能量的 γ 射线,可用于 SPECT 检查,同时半衰期适中、化学性质活泼,可用于多种药物标记,具有广泛应用的物理化学性质基础。更重要的是,可以通过 ^{99}Mo-^{99m}Tc 发生器使得医院及医院附近的药物工厂便利地获得足够活度的 ^{99m}Tc,以满足临床大量 SPECT 显像所需。因此,^{99m}Tc 近半个世纪以来在临床发射型计算机断层成像(ECT)和 SPECT 显像中得到广泛的应用,甚至到目前为止,85% 以上的 SPECT 显像剂均是 ^{99m}Tc 标记的。

SPECT 肾显像剂可用来评估肾脏的功能,临床常用锝[^{99m}Tc]喷替酸盐注射液(^{99m}Tc-DTPA)作为肾小球过滤型显像剂。^{99m}Tc-DTPA 需要在临床使用前现场制备,制备流程可分为如下几个步骤。

1. 清洁操作台,准备 ^{99}Mo-^{99m}Tc 发生器及相关耗材。
2. 淋洗 ^{99m}Tc-NaTcO$_4$ 溶液。
3. 取出试剂盒,核对有效期等信息。
4. ^{99m}Tc-DTPA 的标记。
5. 质控。

【实验目的】

1. 掌握 ^{99}Mo-^{99m}Tc 发生器使用流程。
2. 掌握 ^{99m}Tc-DTPA 标记流程。
3. 熟悉 ^{99m}Tc 标记和使用流程。
4. 了解 ^{99m}Tc 使用现状。

【工作原理】

放射性核素发生器是一种定期稳定地从较长半衰期的母体核素中分离出具有较短半衰期子体核素的装置。在 ^{99}Mo-^{99m}Tc 发生器中,^{99}Mo 被固定在柱中,并随时间衰变成 ^{99m}Tc。由于 ^{99}Mo 与 ^{99m}Tc 的化学性质不一样,二者与发生器中柱材料吸附的能力也有差异,所以选择适宜的淋洗液即可将 ^{99m}Tc 淋洗出来供临床使用。

临床使用的肾显像剂 DTPA 为一类水溶性较强的多醋酸盐的化合物,可与过渡金属形成络合物。据此性质,可将 ^{99m}Tc 与 DTPA 络合生成 ^{99m}Tc-DTPA。由于 $^{99m}TcO_4^-$ 无法直接用于络合反应,在获得 ^{99m}Tc(主要形态为 $^{99m}TcO_4^-$)之后,使用还原剂(一般为 Sn^{2+})将其还原为低价态的 ^{99m}Tc,即可与 DTPA 配位生成络合物,如图 2-1。

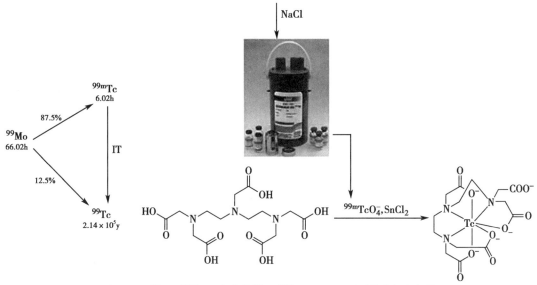

图 2-1 ^{99}Mo-^{99m}Tc 衰变规律及 ^{99m}Tc-DTPA 标记反应示意图

【实验要求】

1. 掌握 ^{99m}Tc-DTPA 标记原理与标记流程。
2. 熟悉临床 SPECT 药物制备流程。
3. 熟悉药物标记时的清洁流程。
4. 了解 ^{99}Mo-^{99m}Tc 发生器使用原理与防护原理。

【实验器材及耗材】

1. ^{99}Mo-^{99m}Tc 发生器。
2. DTPA 药盒。

【实验注意事项】

1. 实验前准备好个人防护用品,如铅衣、铅帽、铅手套等。
2. 实验前做好屏蔽热室的清洁工作,并准备好相关耗材。
3. 实验前检查发生器使用日志,确保淋洗间隔时间和效率。
4. 实验前检查其他相关物品的准备工作。

【实验方法及步骤】

1. 清洁操作台,准备 ^{99}Mo-^{99m}Tc 发生器及相关耗材(图 2-2、图 2-3)

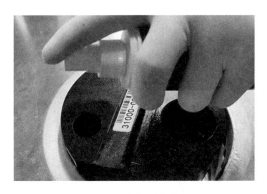

图 2-2 发生器的准备

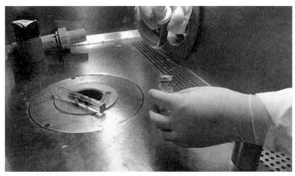

图 2-3 准备相关耗材

（1）去掉保护发生器的安全瓶,并对发生器的单针孔和双针孔进行消毒。

（2）取保质期内的生理盐水安瓿,取掉保护的塑料片,并使用75% 乙醇进行消毒。

（3）取保质期内的负压瓶,取掉保护的塑料盖,并使用75% 乙醇进行消毒。

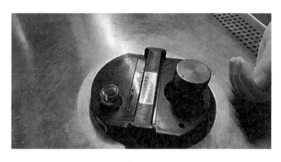

图 2-4　淋洗 ^{99m}Tc-NaTcO$_4$ 溶液

2. 淋洗 ^{99m}Tc-NaTcO$_4$ 溶液（图 2-4）

（1）将消毒好的生理盐水瓶插入发生器的双针口。

（2）将负压瓶用铅套保护,并插入发生器的单针口。

（3）生理盐水在负压瓶的负压作用下,会通过双针口淋洗发生器的吸附柱,将子体核素淋洗至负压瓶中。

（4）静置约 2 分钟,待生理盐水液面下降至最低点,淋洗完成。

3. 取出试剂盒,核对有效期等信息（图 2-5） 观察放置药盒的冰箱的温湿度,并做好记录;取出待标记的 DTPA 药盒,查看有效期,确保在有效期内,并做好出入库记录。

4. ^{99m}Tc-DTPA 的标记（图 2-6）

（1）取出已淋洗好的高锝酸钠溶液,计算标记所需活度,并抽取对应体积的高锝酸钠溶液至注射器。

（2）将注射器中高锝酸钠溶液注入到药盒中的 DTPA 试剂瓶中,振摇试剂瓶,充分反应 5 分钟,即完成标记反应。

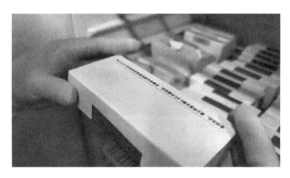

图 2-5　取出试剂盒,核对有效期等信息

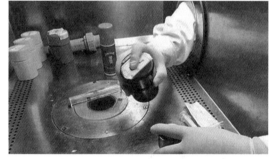

图 2-6　DTPA 的络合标记

5. 质控 待标记反应完成,送至质控室,通过质控后即可用于临床。此部分内容详见本章"实验四"。

【实验总结】

1. ^{99}Mo-^{99m}Tc 发生器的使用对临床 SPECT 显像的开展具有非常重要的作用,只有了解放射性药物制备流程,才能对核医学 SPECT 显像技术有更深刻的理解。

2. ^{99m}Tc 标记过程中,无菌操作非常重要。

3. ^{99m}Tc-DTPA 标记简便易行,但应注意发生器的时效、药盒存放环境及效期,避免标记失败。

4. 标记完成后,需要完成质控才能进入临床使用。

【实验思考】

1. ^{99m}Tc 为什么是目前 SPECT 检查使用最广的核素？

2. ^{99m}Tc-DTPA 为什么可以作为肾显像剂？

实验二　^{18}F-FDG 正电子药物制备

【实验概述】

正电子放射性药物主要是指由加速器（或发生器）生产的正电子放射性核素标记在各类显像剂上，制备得到的诊断用放射性药物。正电子放射性核素由于其特殊的 $β^+$ 衰变方式，可释放一对方向相反、能量相同（511keV）的 γ 光子，因此基于正电子放射性药物的 PET 显像具有较高的空间分辨力，目前已广泛应用于神经退行性疾病、精神类疾病、心血管系统疾病及肿瘤等疾病的研究，也是药物研究的重要工具。到目前为止，随着 PET 的广泛使用，正电子药物也得到飞速发展，同时正电子药物的发展也进一步推广了 PET 在各类疾病诊断中的应用。目前，已公开报道和临床应用的 PET 药物有近千种。

据统计，目前 PET 检查 85% 是用于肿瘤的检查，而 ^{18}F-FDG 作为葡萄糖的类似物，在 PET 肿瘤检查的使用率也大于 90%。^{18}F-FDG 是葡萄糖的类似物，通过血液循环进入体内后，^{18}F-FDG 被肿瘤细胞过表达的葡萄糖转运体摄取入肿瘤细胞内，并大量蓄积。因此，通过 PET 或符合线路的 SPECT 探测正电子核素湮灭产生的 γ 射线信号并通过计算机处理得到在患者体内空间分布的同位素浓聚信号，即可进行肿瘤的诊断。不过，炎症组织也会摄取 ^{18}F-FDG，临床检查中要注意假阳性结果。

【实验目的】

1. 掌握加速器基本操作。

2. 掌握正电子药物合成模块的基本操作。

3. 掌握 ^{18}F-FDG 制备流程。

4. 了解正电子核素制备原理和流程。

5. 了解正电子药物制备流程。

【工作原理】

^{18}F 可使用回旋加速器制备，核反应为 $^{18}O(p,n)^{18}F$，即以质子轰击 ^{18}O（^{18}O-H_2O）靶材料可制备正电子核素 ^{18}F。在本实验中，使用医用回旋加速器，以 40μA 的电流轰击液体靶，靶材料为 ^{18}O-H_2O（丰度约 98%），轰击 0.5~2 小时，^{18}F 离子产量约为 37~185GBq（1~5Ci），再使用高纯氦气转移靶材料至热室中的自动合成模块即可。

自动合成模块接收 ^{18}F 之后，按照预先设定的程序及安装的试剂，按顺序开启一系列化学反应，即可完成 ^{18}F-FDG 的合成。最终完成在线纯化后即可将 ^{18}F-FDG 转移至分装热室供质控和临床使用。目前，^{18}F-FDG 标记反应主要是碱水解法。该方法以全乙酰化保护的 2-三氟甲烷磺酸基甘露糖为底物，在碱的催化下，^{18}F 离子与底物 2 位的碳原子发生亲核取代反应，三氟甲烷磺酸基离去完成标记，并通过固相水解的方法脱去乙酰基，最后使用复合柱完成分离纯化制备 ^{18}F-FDG。^{18}F-FDG 合成示意图如图 2-7。

【实验要求】

1. 熟悉加速器工作状态及操作界面。

2. 熟悉正电子药物合成操作界面。

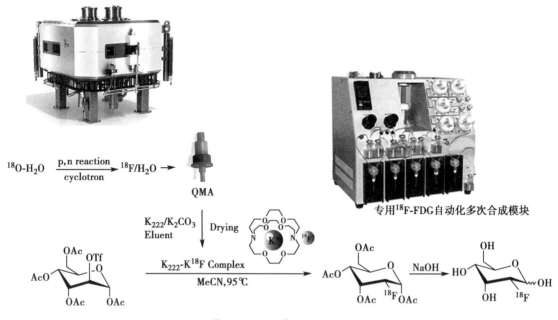

专用^{18}F-FDG自动化多次合成模块

图 2-7　^{18}F 的生产及 ^{18}F-FDG 合成示意图

3. 掌握 ^{18}F-FDG 合成的注意事项。

【实验器材及耗材】

1. 医用回旋加速器。

2. ^{18}F-FDG 合成模块。

3. ^{18}F-FDG 合成试剂盒。

4. 相关耗材见图 2-8。

【实验注意事项】

1. 实验开始前检查回旋加速器状态,确保各参数及传输管路正常。

2. 实验开始前检查合成模块状态,确保各参数正常。

3. 检查试剂盒状态,确保在有效期内。

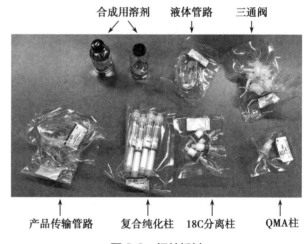

图 2-8　相关耗材

【实验方法及步骤】

1. 检查加速器状态及各参数,开启加速器支持设备,如主电源、气体管路等;检查靶材料 ^{18}O-H$_2$O 的水位及 ^{16}O-H$_2$O 的水位,确保满足打靶及清洗所需。

2. 检查药物合成热室本底计数,确保在安全范围内;检查药物合成模块状态,开启电源。

3. 检查 ^{18}F 离子传输管路,调整传输管路至需要合成药物的热室。

4. 开启加速器,并密切注意加速器相关重要参数是否正常(如主磁铁状态、真空值、D 电压及加速器靶电流等)。

5. 填充 ^{18}O-H$_2$O 至靶腔,并密切注意靶腔参数是否正常。

6. 待加速器初始化完成,各参数自适应正常之后,点击照射,使加速的粒子轰击靶腔中的 ^{18}O-H$_2$O;打靶过程中密切注意束流状态,并填写加速器生产记录表。

7. 取出上次合成完成的耗材,并丢弃至废物箱。

8. 去库房拿取新的卡套和前体,注意观察有效期,确保在有效期内,并做好出库记录。

9. 取新的耗材和试剂,并安装试剂盒中的溶剂、纯化柱及其他耗材等至合成模块。

10. 准备产品瓶,去掉塑料片,并进行消毒;检查 ^{18}F-FDG 产品传输管路,安装产品瓶。

11. 安装完毕后,请第二位工作人员交叉检查。

12. 待加速器完成轰击后,点击停止,并开始传输 ^{18}O-H_2O 至合成模块。

13. 注意模块上活度检测器中 ^{18}F 离子的活度变化,并做好相应记录;待传靶完成,点击自动合成模块的开始合成按钮,开始 ^{18}F-FDG 合成。

14. 密切注意 ^{18}F-FDG 合成过程中的活度、反应显像的变化,评估 ^{18}F-FDG 合成效率及成功率,避免失败,并做好记录。

15. 待 ^{18}F-FDG 合成完成后,取样送质控,并清洗合成模块。^{18}F-FDG 全自动合成仪界面见图 2-9。

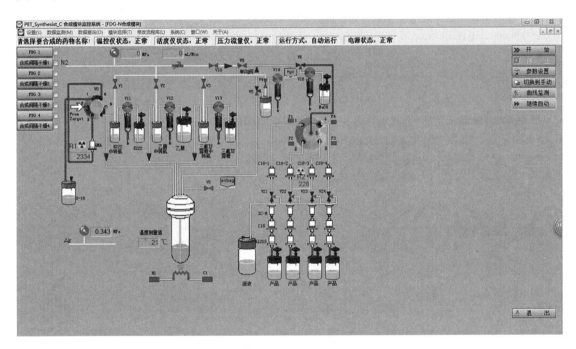

图 2-9 ^{18}F-FDG 全自动合成仪界面

【实验总结】

1. 加速器制备正电子核素探针并进行放射性药物合成是核医学科重要的工作,是开展 PET 检查的基础。

2. PET/CT 有助于了解肿瘤的代谢情况,对于肿瘤的分期、恶性程度的分级、确定治疗方案以及观察疗效等具有很好的价值;对于许多精神障碍、情感障碍等功能性疾病有重大的意义;此外,也适用于心肌代谢的研究。

3. 加速器和合成模块状态的观察和监测对于核素生产和药物合成非常重要。

4. 药物合成过程中,要密切注意反应现象,如有异常要手动介入,避免失败。

【实验思考】

1. 正电子放射性药物有哪些优点?

2. 影响 ^{18}F-FDG 药物合成产率的原因有哪些？

3. ^{18}F-FDG 用于肿瘤显像的原理有哪些？

实验三　^{68}Ga-PSMA-11 正电子药物制备

【实验概述】

^{68}Ga 的物理半衰期为 67.71 分钟，正电子衰变占 89%（Emax=1.92MeV），剩下 11% 的衰变模式为电子捕获。^{68}Ga 毒性较小，化学性质适中，适宜用于小分子或多肽药物的标记以便进行核素显像或药代动力学研究。与 ^{11}C 和 ^{18}F 等非金属放射性核素相比，^{68}Ga 的标记方法简便，反应条件温和，反应速率快，适合临床普及和推广。目前临床广泛使用的 ^{68}Ga 核素主要是通过 ^{68}Ge-^{68}Ga 发生器制备，也有部分中心使用回旋加速器制备 ^{68}Ga。

^{68}Ga-PSMA-11 是一个靶向前列腺特异性膜抗原（prostate specific membrane antigen，PSMA）的正电子放射性药物，其可以用于 PET 显像以诊断前列腺癌男性患者体内 PSMA 阳性病灶。作为男性泌尿生殖系统最常见的恶性肿瘤，我国前列腺癌发病率约为 9.92/10 万，约 80% 的病例为 65 岁以上的男性。因早期症状不明显，患者容易忽视，约有一半的前列腺癌患者在确诊时已是晚期。基于 ^{68}Ga-PSMA-11 的 PET 显像可以为前列腺癌的早期精准诊断提供依据。

本实验主要介绍使用 ^{68}Ge-^{68}Ga 发生器及合成模块制备 ^{68}Ga-PSMA-11 的方法。

【实验目的】

1. 掌握自动化合成模块使用流程。

2. 掌握 ^{68}Ga-PSMA-11 制备流程。

3. 熟悉 ^{68}Ge-^{68}Ga 发生器的使用规律。

4. 了解 ^{68}Ge-^{68}Ga 发生器原理。

【工作原理】

在 ^{68}Ge-^{68}Ga 发生器中，^{68}Ge 被固定在发生器内部，并随时间衰变成 ^{68}Ga。使用高纯的盐酸溶液淋洗 ^{68}Ge-^{68}Ga 发生器，即可获得高纯度、高比活度的 ^{68}GaCl$_3$ 溶液用于药物制备。

PSMA-11 是 PSMA-HBED-11 的简称，其分子含有的"Lys-脲-Glu"药效团可高选择性地与 PSMA 发生结合，同时分子中含有的 HBED-CC 基团可以在室温下高效地与 ^{68}Ga 发生络合反应完成放射性标记。^{68}Ga-PSMA-11 在 PSMA 表达器官和肿瘤中表现出快速的血液和器官清除、低肝蓄积和高特异性摄取等特点，是目前临床广泛应用的靶向 PSMA 的正电子核素显像剂。本实验基于卡套式全自动合成仪完成 ^{68}Ga-PSMA-11 的生产，其制备流程示意图如图 2-10。

【实验要求】

1. 掌握 ^{68}Ga-PSMA-11 合成的注意事项。

2. 熟悉自动化合成模块的使用注意事项。

3. 熟悉金属正电子核素药物的合成操作。

【实验器材及耗材】

1. ^{68}Ge-^{68}Ga 发生器。

2. 合成仪。

3. ^{68}Ga 药物合成标准试剂盒、卡套及标记前体。

4. 无菌收集瓶及滤膜。

5. 相关耗材见图 2-11。

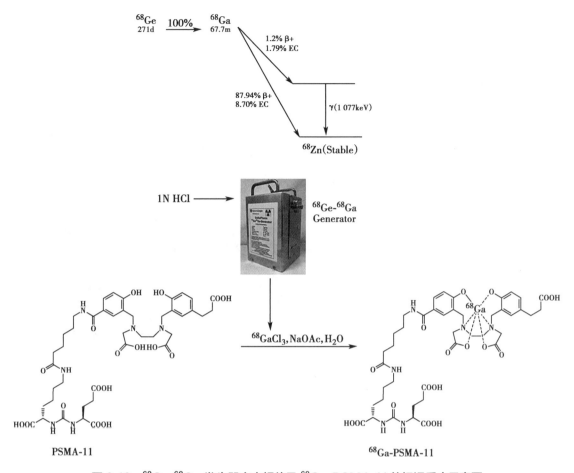

图 2-10 ^{68}Ge-^{68}Ga 发生器衰变规律及 ^{68}Ga-PSMA-11 的标记反应示意图

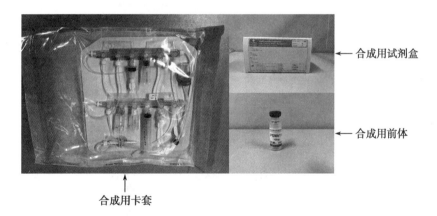

图 2-11 ^{68}Ga-PSMA-11 标记使用的耗材

【实验注意事项】
1. 实验开始前准备好个人防护用品,如铅衣、铅帽等。
2. 实验开始前做好合成热室的清洁工作,并准备好相关耗材。
3. 实验开始前检查试剂盒状态,确保在有效期内。

4. 实验前检查发生器使用日志,确保淋洗间隔时间和效率。

【实验方法及步骤】

1. 实验准备

（1）从合成模块上去除上次使用过的卡套,并断开其与发生器的连接。

（2）从库房取出试剂盒、卡套及前体,核对有效期。

2. 开启合成软件,安装卡套和试剂

（1）开启工作站,并选择 ^{68}Ga-PSMA-11 的生产程序。

（2）完成仪器的自检工作。

（3）按照软件提示,安装 ^{68}Ga 药物合成标准卡套,并完成卡套自检。

（4）按照软件提示,溶解前体并安装所有试剂和淋洗液,并按照提示连接卡套和 ^{68}Ge-^{68}Ga 发生器,并将产品管与滤膜和收集瓶连接。安装好卡套和试剂的全自动合成模块如图 2-12。

3. ^{68}Ga-PSMA-11 的合成

（1）待所有准备工作完成,仪器和卡套自检通过,安装试剂之后,点击淋洗按钮,仪器自动完成淋洗。

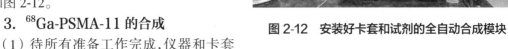

图 2-12　安装好卡套和试剂的全自动合成模块

（2）密切观察放射性活度的变化,待软件提示淋洗完成后,仪器上捕获 ^{68}Ga 核素的放射性探头计数达到最大,说明淋洗顺利;点击工作站的合成按钮,将自动合成 ^{68}Ga-PSMA-11。全自动合成模块软件操作界面见图 2-13。

（3）合成过程中,密切观察仪器上多个放射性探头活度的变化,并注意是否有报错及报警

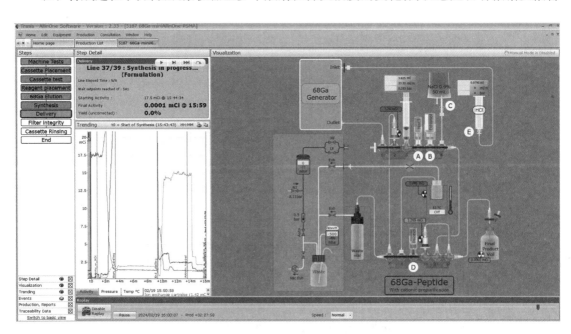

图 2-13　全自动合成模块软件操作界面

信息,如果发生,及时处理(如无法处理,说明合成失败,分析总结原因)。自动合成完毕后,仪器还将自动完成在线的分离纯化。

(4)待纯化完成后,点击模块的传输按钮,将终产品转移至收集瓶中。

4. 质控 待 ^{68}Ga-PSMA-11 合成完毕,送至质控室,通过质控后即可用于临床。此部分内容详见本章"实验四"。

【实验总结】

1. 使用 ^{68}Ge-^{68}Ga 发生器获得 ^{68}Ga 核素并进行金属放射性药物合成是核医学科重要的工作,是开展非常规 PET 检查的基础。

2. ^{68}Ga 核素容易获得,标记流程简便,可方便地应用于临床。

3. 使用全自动合成模块可方便地完成 ^{68}Ga 标记药物的合成。

4. ^{68}Ga 药物合成过程中,要密切注意反应现象及合成程序的提示。如有异常,要手动介入,避免失败。

【实验思考】

1. 基于 ^{68}Ga 标记的正电子放射性药物有哪些优点?

2. 影响 ^{68}Ga-PSMA-11 药物合成产率的原因有哪些?

3. ^{68}Ga-PSMA-11 为什么可以用于 PSMA 阳性肿瘤患者的显像?

实验四 放射性药物的质量控制

【实验概述】

放射性药物的质量直接关系着核医学诊断和治疗的可靠性及患者的安全,因而放射性药物质量控制是一项十分重要的工作。对一般非放射性药物的质量要求也完全适用于放射性药物,除此之外,由于放射性药物的特殊性,对其质量尚有一些特殊的要求,所以放射性药物质量控制的含义和内容比普通药物更广泛。一般说来,放射性药物的质量控制主要包括药物的化学纯度、放射化学纯度、放射性核素纯度、放射性强度、比活度以及无菌、无热原、无毒性和符合辐射安全标准的吸收剂量等。

本实验操作将以 ^{18}F-FDG 的质量控制为例,向读者简单介绍临床放射性药物的常用质量控制方法。

【实验目的】

1. 掌握 ^{18}F-FDG 质量控制的方法。

2. 熟悉放射性药物质量控制的仪器和设备。

3. 了解放射性药物质量控制的重要性。

4. 了解放射性药物质量控制的原理及方法。

【工作原理】

一般说来,临床使用的放射性药物的质量控制主要包含了物理鉴定、化学鉴定和生物学鉴定三部分。

【实验要求】

1. 掌握临床常用质量控制相关设备的使用。

2. 熟悉临床常用质量控制的方法。

3. 能够根据质量控制的结果,分析药物是否能通过质控进入临床使用。

【实验器材及耗材】

1. ^{18}F-FDG 溶液。

2. pH 试纸。

3. 硅胶层析板。

4. 放射性薄层扫描仪。

5. 芯片式内毒素测定仪。

6. 放射性活度计。

7. 核纯度仪。

【实验注意事项】

1. 实验过程中注意放射防护。

2. 注意质控只需要极少量稀释过的放射性药物溶液。

3. 注意 pH 比色须在 30 秒内完成。

4. 薄层层析(TLC)点样时,点样点不要在液面下。

【实验方法及步骤】

1. 物理鉴定

(1)外观测定:观察药物瓶外包装,药物瓶上应该有含有药物名称和日期的标签。

(2)澄明度测定:在白光下观察药物溶液外观,按照《药典》规定 ^{18}F-FDG 药物溶液应为无色透明,且无肉眼可见的不溶物,如图 2-14。

(3)放射性活度测定:将放射性药物溶液放置于活度计井中,读出放射性活度,并做好记录,如图 2-15。

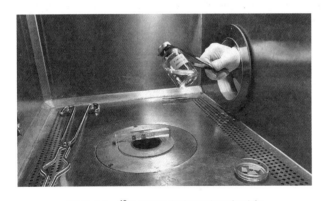

图 2-14 ^{18}F-FDG 颜色及澄明度测定

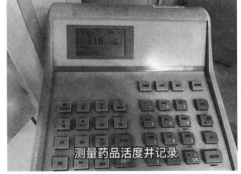

图 2-15 ^{18}F-FDG 活度测定

(4)核纯度测定:使用核纯度仪测定药物核纯度,该溶液的核纯度(^{18}F)应大于 99%,如图 2-16。

(5)pH 测定:取少量稀释后的放射性药物溶液,滴一滴到玻璃培养皿中放置的广泛 pH 试纸上,30 秒内与比色卡比色,读出 pH(图 2-17)。按照《药典》规定,^{18}F-FDG 药物溶液 pH 应为 5~7。

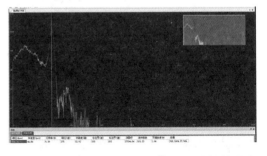

图 2-16 使用核纯度仪测定 ^{18}F-FDG 的核纯度

2. 化学鉴定　比移值（Rf值）测定见图 2-18。

（1）点样：取少量样品滴在干净干燥的玻璃培养皿中，用干净的玻璃毛细管吸取少量药物样品，并在硅胶层析条上点样，注意点样点距离层析条底部约 1cm。

（2）展开：从 TLC 母液瓶中抽取约 1ml 标准展开剂，加入层析缸中，用镊子将已点样的层析条小心放入层析缸中展开，注意观察点样点是否被液面淹没。静置 10~15 分钟，溶剂因毛细作用在硅胶板上展开，至层析条上沿，此时展开完成。

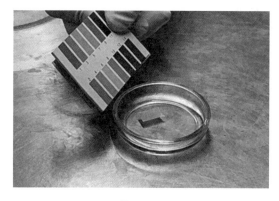

图 2-17　¹⁸F-FDG pH 测定

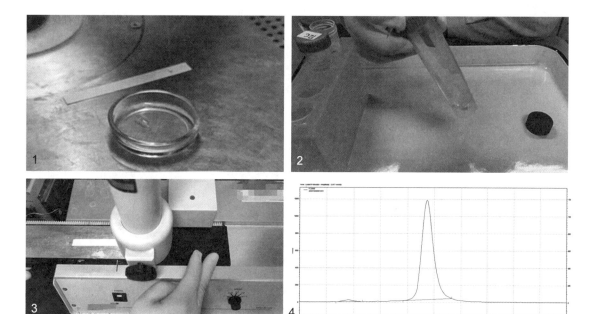

图 2-18　¹⁸F-FDG 比移值测定（点样；上行展开；TLC 层析台扫描；分析）

（3）测定：将层析条取出，放置在 TLC 层析台上，打开工作站软件，设置好条件之后点击"开始测定"，层析条在 TLC 层析台上匀速移动，放射性检测探头将均匀测定层析条的放射性分布。

（4）分析：测定完成后，工作站软件将自动分析样品的比移值，并计算放射化学纯度。按照《药典》规定，¹⁸F-FDG 的 Rf 值约为 0.5~0.6，放射化学纯度应大于 95%。

3. 生物学鉴定

（1）无菌测定：¹⁸F-FDG 的无菌测定是一个回溯性的测试（因样品培养需要 7 天），按照放射性药品管理办法为每个月测定一次。简单来说，需要将稀释后的 ¹⁸F-FDG 溶液放置衰变至本底计数，然后送至医院检验科，测定该溶液的菌群生长情况。因不属于临床日常质控内容，此处不作过多讲解。

（2）热原测试：将芯片式内毒素测定仪打开预热；将稀释后的 ^{18}F-FDG 滴入芯片式内毒素测定仪的芯片中，然后将芯片插入，开始测定，如图 2-19。测定结果应为内毒素含量小于下限值（0.5EU/ml）。

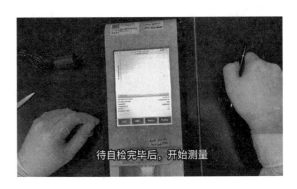

待自检完毕后，开始测量

图 2-19　^{18}F-FDG 热原测试

【实验总结】

1. 放射性药物质量控制对于临床工作非常重要，在医院院内制备的放射性药物必须通过质量控制才能应用于临床。

2. 临床日常放射性药物质量控制包括了外观、pH、放射性活度、核纯度及放射化学纯度。

3. 其余测定一般为回溯性测定，应该为每个月一次。

【实验思考】

1. 为什么不能每天开展所有质量控制项目？

2. 正电子药物质量控制和单光子药物有区别吗？

第三章　核医学辐射防护

实验一　外照射防护

【实验概述】

放射性核素产生的射线可以从各个角度对生物体进行照射。射线作用于人体,通过电离辐射作用在细胞、组织、器官以及整体水平上产生各种效应,将危及自身,更可能影响后代健康。因此,在从事放射性医学活动时要做好辐射防护,使工作人员所接受的辐射剂量在允许、合理的范围内。

射线对人体的照射分为外照射和内照射,不同的照射方式所采取的防护原则及具体的防护措施各不相同。外照射主要通过时间、距离和屏蔽的方式进行防护。时间防护是由于射线照射时间越长,受照射剂量越大,所以在保证工作质量的前提下,应尽量缩短接触放射性工作的时间,以达到减少受照剂量的目的。距离防护是由于受照射剂量与距放射源距离的平方成反比,离开放射源越远,人们受到的辐射剂量率就越小。另外,屏蔽防护是指不同的材料对射线具有一定的阻挡作用,日常工作中在人与放射源之间设置一道防护屏障,借助物质对射线的吸收减少人体受照射的剂量。

【实验目的】

1. 掌握辐射剂量与距离的关系。
2. 掌握各种不同射线的穿透特性。
3. 掌握工作中如何做到距离防护。
4. 熟悉各种防护设备的使用。

【工作原理】

在放射源活度保持不变的情况下,人们受到的辐射剂量率与距离的平方成反比,即距离越远,所受辐射剂量率越低。因此,本实验通过测定距放射源不同距离时的辐射剂量率,直观显示通过增加距离而降低辐射受照,强调距离防护的必要性。

【实验要求】

1. 掌握辐射防护剂量监测仪器的使用。
2. 熟悉放射性药物的制备及活度测量。
3. 熟悉各种辐射防护用品的使用。

【实验器材及耗材】

1. γ辐射剂量当量率仪。
2. ^{99}Mo-^{99m}Tc 发生器。
3. 生理盐水淋洗瓶。
4. 真空淋洗瓶。

5. 活度计。

【实验注意事项】

1. 本实验通过 ^{99}Mo-^{99m}Tc 发生器淋洗 $^{99m}TcO_4^-$ 制备放射源,观察在不同距离及不同屏蔽材料防护下的辐射剂量当量率,以明确距离与屏蔽材料对外照射的防护效果。

2. 检测活度计的准确性,确保活度计测量准确。

3. 检测 γ 辐射剂量当量率仪的准确性。

4. 检测实验区域内的放射性,确保无放射性污染。

【实验方法及步骤】

1. **实验区环境放射性本底的测量** 使用 γ 辐射剂量当量率仪在实验区距离地面及实验物品 30cm 处巡测,所测各数值应符合本底或相关要求水平。

2. **$^{99m}TcO_4^-$ 放射源的制备** ^{99}Mo-^{99m}Tc 发生器一侧插入生理盐水淋洗瓶,另一侧插入真空淋洗瓶,待 $^{99m}TcO_4^-$ 随生理盐水淋洗入真空瓶后,从发生器取下真空淋洗瓶。

3. **测量放射活度** 将含 $^{99m}TcO_4^-$ 的真空淋洗瓶放入放射性活度计测量放射性总活度。

4. **制备放射源** 根据淋洗瓶测量活度及体积,计算并制备 $3.7 \times 10^5 Bq$（$10\mu Ci$）$^{99m}TcO_4^-$ 放射源。

5. **测量不同距离下的受照辐射** 分别距离 $3.7 \times 10^5 Bq$（$10\mu Ci$）$^{99m}TcO_4^-$ 放射源 10cm、1m、2m 处,分别测量放射性计数(图 3-1)。

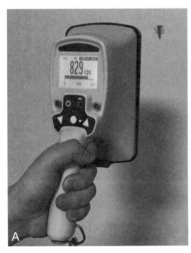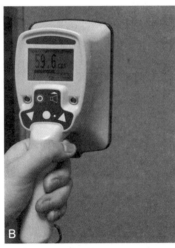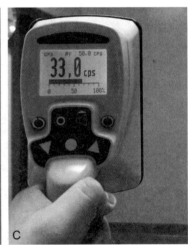

图 3-1 不同距离下的放射性计数测量

与 $3.7 \times 10^5 Bq$ $^{99m}TcO_4^-$ 放射源距离 10cm 处(A)的放射性计数为 829cps;距离 1m 处(B)的放射性计数为 59.6cps;距离 2m 处(C)的放射性计数为 33.0cps。距离越远放射性辐射损伤越小。

6. **测量屏蔽材料对核射线的防护** 把所制备的 $^{99m}TcO_4^-$ 放射源放在铅屏蔽操作台外和铅屏蔽操作台内,分别测量放射性计数。观察铅屏蔽材料对核射线的辐射防护作用(图 3-2)。

7. **各种辐射防护材料与设施** 分别展示各种辐射防护材料及设施(图 3-3)以及工作人员对辐射防护服的正确穿戴(图 3-4)。

【实验总结】

1. 核医学工作者所接受的外照射,主要通过时间、距离及屏蔽的方法进行防护。根据上述实验可知,距离放射源越远,所受辐射越小;不同屏蔽材料对射线的屏蔽效果不同。

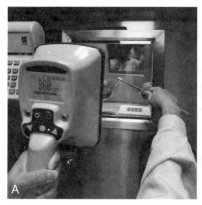
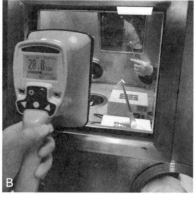

图3-2　铅屏蔽操作台内、外的放射性计数测量

$3.7 \times 10^5 Bq$ $^{99m}TcO_4^-$ 放射源在铅屏蔽操作台外（A）的放射性计数为860cps；在铅屏蔽操作台内（B）的放射性计数为28.0cps；铅屏蔽有效地降低了放射性。

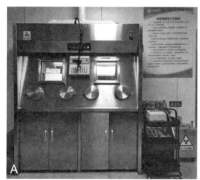
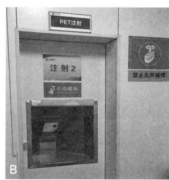
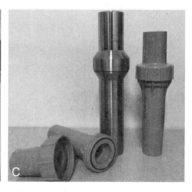

图3-3　各种屏蔽材料

A.铅屏蔽的封闭式操作台及铅屏蔽废物桶；B.放射性药物注射台的铅屏蔽；C.装载注射用放射性药物的铅屏蔽设备。

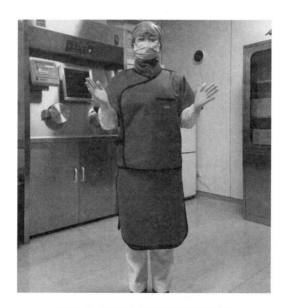

图3-4　工作人员正确穿戴防护服

2. 在核医学工作中尽可能保持与放射源的距离,通过增加距离,减少辐射照射。

3. 不同物质对不同射线的吸收作用不同,工作中应根据实际情况(射线类型)选用不同的屏蔽防护材料进行辐射防护。

【实验思考】

1. 辐射剂量与距离之间的关系如何?

2. 不同屏蔽材料对射线的屏蔽效果有差异,如何根据工作情况选用相应的屏蔽材料?

实验二　内照射防护

【实验概述】

内照射是放射性核素进入人体内产生的照射,即使停止接触放射性物质,已进入人体的放射性核素仍将产生照射。因此,内照射防护的关键在于预防,通过采取各种措施,尽可能地隔断放射性物质进入人体。

【实验目的】

1. 掌握内照射的特点。

2. 掌握内照射的防护原则。

3. 掌握预防内照射的主要措施。

【实验要求】

1. 掌握辐射防护剂量监测仪器的使用。

2. 熟悉放射性药物的制备及活度测量。

【工作原理】

只要周围有放射性,就会产生辐射照射。因此,进入体内的放射性一定会对身体产生辐射损伤,而阻止放射性进入体内能有效预防内照射损伤。

【实验器材及耗材】

1. γ 辐射剂量当量率仪。

2. ^{99}Mo-^{99m}Tc 发生器。

3. 生理盐水淋洗瓶。

4. 真空淋洗瓶。

5. 活度计。

【实验注意事项】

1. 本实验通过 ^{99}Mo-^{99m}Tc 发生器淋洗 ^{99m}TcO$_4^-$ 制备放射源,测量含有不同活度放射源的辐射剂量当量率。

2. 检测活度计的准确性,确保活度计测量准确。

3. 检测 γ 辐射剂量当量率仪的准确性。

4. 检测实验区域内的放射性,确保无放射性污染。

【实验方法及步骤】

1. 实验区环境放射性本底的测量　使用 γ 辐射剂量当量率仪在实验区距离地面及实验物品 30cm 处巡测,所测各数值应符合本底或相关要求水平。

2. ^{99m}TcO$_4^-$ 放射源的制备　^{99}Mo-^{99m}Tc 发生器一侧插入生理盐水淋洗瓶,另一侧插入真空淋洗瓶,待 ^{99m}TcO$_4^-$ 随生理盐水淋洗入真空瓶后,从发生器取下真空淋洗瓶。

3. 测量放射活度　将含 $^{99m}TcO_4^-$ 的真空淋洗瓶放入放射性活度计,测量放射性总活度。

4. 制备放射源　根据淋洗瓶测量活度及体积,计算并分别制备 0、$3.7×10^4$、$7.4×10^4$、$1.85×10^5$、$3.7×10^5$Bq 的 $^{99m}TcO_4^-$ 放射源。

5. 测量不同距离下的受照辐射　用 γ 辐射剂量当量率仪分别测量 0、$3.7×10^4$、$7.4×10^4$、$1.85×10^5$、$3.7×10^5$Bq 的 $^{99m}TcO_4^-$ 放射源的辐射剂量当量率。

6. 示教学生正确佩戴口罩、手套等防止放射性进入体内　通过上面的测量,使学生明确放射性核素一旦进入物体(淋洗瓶),即使周围(淋洗瓶外)没有放射源仍将产生核辐射。因此,日常工作中应尽量避免放射性核素进入体内。通过示教学生正确地佩戴口罩,防止放射性核素经呼吸道进入体内,佩戴手套防止放射性核素沾染体表,并介绍科室的相关规章制度(如禁止在放射性活性区域进食或饮水等),强调对内照射的预防。

【实验总结】

1. 放射性核素一旦进入物体或人体,即使远离放射源,已进入人体的放射性核素仍将持续对人体进行照射。

2. 内照射的防护重在预防,如接触放射性核素时应注意佩戴口罩和手套等,在放射性活性区域禁止进食等。防止放射性核素通过呼吸道、消化道等进入人体产生内照射。

【实验思考】

1. 内照射的防护原则是什么?

2. 日常工作中采取什么措施可以预防内照射的发生?

第四章　核医学非显像设备

实验一　放射性活度计

【实验概述】

放射性活度计,简称活度计,是核医学非常重要的计量仪器,是实现核医学工作的最基本工具。它可测量多种放射性核素,既可测量最常用的 ^{99m}Tc、^{131}I,也可测量体内治疗用的 ^{153}Sm、^{90}Y、^{188}Re、^{89}Sr 和正电子核素 ^{18}F、^{11}C、^{13}N、^{15}O 等核医学临床及科研用的多种放射性核素。是否能给予各种检查、治疗、科研所要求的准确剂量对图像质量、检查结果、治疗效果等均可产生影响,因此测量结果的准确性对临床的诊断效能或治疗效果具有重要作用。掌握和熟悉活度计的结构、使用方法及对设备进行日常质量控制和质量管理对核医学工作具有重要意义。

【实验目的】

1. 掌握活度计的基本结构。

2. 掌握活度计测量操作流程。

3. 熟悉测量过程的注意事项和对设备的日常质量控制与质量管理。

4. 了解活度计的工作原理和功能特点。

【工作原理】

1. 基本结构　活度计主要由高压井型电离室及操作面板两部分组成,如图 4-1。电离室为密封的圆筒形,内部充入惰性气体,圆筒的中央孔为测量井。测量井的直径为几厘米,放置待测样品;操作面板通常有操作键盘、显示及打印装置等。

2. 工作原理　当把被测放射性核素置于测量井时,它以接近 4π 的立体角照射电离室,通过测量单位时间内工作在饱和区的电离室在输出回路上形成的平均电离电流,来测定特定核素的放射性活度。

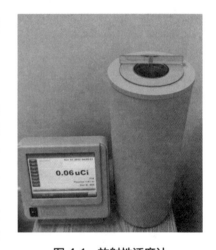

图 4-1　放射性活度计

3. 功能特点　活度剂的功能特点包括:①测量范围大;②测量精度高,稳定性较好;③能量响应范围宽;④系统线性和重复性好;⑤测量速度快;⑥几何响应较好。

【实验器材及耗材】

1. 放射性活度计。

2. 常用放射性核素 ^{99m}Tc、^{131}I、^{18}F、^{89}Sr、^{153}Sm 等。

【实验注意事项】

1. 活度计的电离室应安装在具有辐射防护功能的通风橱内部,而操作面板应安装在便于操作和观察测量值的通风橱外部,如图 4-2。

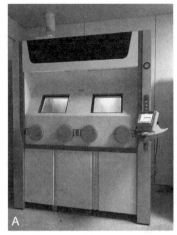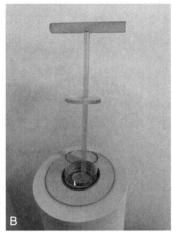

图 4-2 放射性活度计在通风橱的安装位置
A. 通风橱内部安装活度计的测量井,外部安装操作面板;B. 放射性
活度计的测量井。

2. 操作人员进入高活性区进行放射性药物测量前,应按照辐射防护的要求,穿好铅防护衣并外罩一次性隔离衣,戴好帽子、口罩,必要时戴防护眼镜。佩戴好个人剂量计。

3. 测量操作一般要求在具有辐射防护功能的通风橱内进行,尤其是测量易挥发的放射性核素(如 ^{131}I 等)必须在通风橱内进行。分装操作应在橱内的塑料、不锈钢、玻璃或搪瓷的台面或盘内进行,并提前铺垫吸水纸。

4. 测量完成后,迅速将放射性药物置于铅防护套或铅盒内备用,但如果是含 β 射线的药物(如 ^{89}Sr),则应使用原子序数较小的材料,如有机塑料盒套装后再置于铅盒内备用。

5. 操作过程中使用过的一次性物品均应按照放射性废物处置。

6. 放射性物质可经呼吸道、消化道进入体内,或经皮肤、黏膜(包括伤口)侵入体内。不要在高活性区饮水或进食,操作完成后不要在此区逗留。

【实验方法及步骤】

1. 测量前打开活度计的电源开关,预热 1~3 分钟。

2. 点击操作面板上本次要测量的放射性核素名称。

3. 观察显示屏上有无放射性本底,如有本底可更换样品托,仍存在本底时可使用自动扣除键扣除或在正式测量时人工扣除本底。

4. 用长柄镊将待测样品置于样品托内并放入测量井。

5. 若为放射性活度较小的样品,等待约 10 秒;若为活度在 $3.7 \times 10^7 Bq(1mCi)$ 以上的样品,等待 3~5 秒。显示数值稳定时,可确定该样品的活度值。

6. 将标有样品名称、剂量、测量时间的标签粘贴于取出的样品上,置于防护套或防护盒内备用。

【质量控制与质量管理】

1. 制订设备使用和测量过程的标准化流程,建立设备的日常维护维修记录。

2. 每天工作前测量本底,每个月测量稳定性一次。出现本底过高时应分析原因:如果是样品托被污染,应取出放置衰变至本底水平后方可再使用;如果是设备故障,则应停止使用。若稳定性变差,应联系维修。

3. 样品在测量井中的位置(高度)对测量结果有一定的影响,距测量井口近或体积大的样品探测效率降低,会导致测量值偏低。样本的盛装容器尽量选用原子序数较低的物质,否则会因衰减而测量值偏低。

4. 移动仪器或进行维护时要小心。电离室很重,但为了提供所需的灵敏度,电离室壁又很薄,里面充满了高压气体,因此一定要避免机械晃动或任何形式的振动。

5. 按照国家现行有关规定,活度计属于强制性检验仪器,必须由具有资质的第三方检测机构至少每2年检测一次,鉴定合格方可继续使用。

【实验总结】

1. 放射性活度计是核医学重要的计量工具,是实现核医学工作的最基本工具,测量结果的准确性对临床的诊断效能或治疗效果具有重要作用。

2. 掌握活度计的基本结构、操作方法、日常质量控制和质量管理是从事核医学工作必备的基本技能。

【实验思考】

1. 简要说明测量放射性药物活度有哪些注意事项。

2. 简述使用放射性活度计测量样品的具体操作流程。

实验二　甲状腺功能测量仪

【实验概述】

甲状腺功能测量仪,简称甲功仪,是利用放射性核素为示踪剂测定人体甲状腺功能的仪器,是目前核医学日常工作中使用最多的器官功能测量仪。通过甲状腺组织对放射性碘摄取率及其随时间的变化情况,可了解甲状腺的病理生理状态,从而对甲状腺功能亢进症、甲状腺功能减退症、亚急性甲状腺炎等多种甲状腺疾病的诊断和鉴别诊断具有重要参考价值。在治疗方面,对甲状腺功能亢进患者^{131}I治疗剂量的确定,对分化型甲状腺癌术后^{131}I清除甲状腺残留灶的治疗前状态评估等具有重要作用。甲状腺疾病的诊断和治疗是核医学传统和极具优势的项目,甲功仪作为重要辅助工具发挥了较大的作用,因此掌握和熟悉甲功仪的结构、操作流程、注意事项及日常质量控制与质量管理,可以为甲状腺疾病的诊治提供更准确的参考数据。

【实验目的】

1. 掌握甲功仪的基本结构。

2. 掌握甲状腺摄碘率检查的操作流程和注意事项。

3. 熟悉甲功仪的日常质量控制和质量管理。

4. 了解甲功仪的工作原理。

【工作原理】

1. **基本结构**　甲功仪主要由探头和电子学线路及附属装置三部分构成。其中探头是整个系统的核心,由准直器、NaI晶体、光电倍增管等组成。准直器为单孔圆柱形或单孔张角形,孔径大小与甲状腺匹配,限制甲状腺之外的射线进入。电子学线路部分主要有放大器、能量甄别器等,而没有位置识别电路。附属装置主要包括探头支架,放置及测量标准源的颈模,数据的采集处理、储存显示、打印等装置,如图 4-3。

2. **工作原理** 甲功仪的工作原理包括:①甲状腺部位发出的 γ 射线与 NaI 晶体分子作用被激发;②NaI 晶体分子在退激时发出可见的荧光光子;③光电倍增管的光阴极收集荧光并打出光电子,经过逐级倍增后在阳极形成电流;④再经后续电子学线路对输出的电信号进行放大、能量甄别、校正后,通过计算机系统对数据处理,可显示甲状腺的多种功能指标,较常用的是甲状腺摄碘率及摄碘率曲线等。

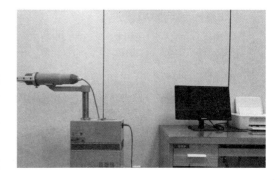

图 4-3 甲状腺功能测量仪

【实验器材及耗材】

1. 甲功仪。

2. 放射性核素 ^{131}I。

3. 标准放射源。

【实验注意事项】

1. 检查当日患者须禁食 4 小时以上。

2. 检查前 2 周内不吃含高碘食物、药物,如海带、紫菜、海藻、海鲜、昆布。

3. 若正在进行抗甲状腺药物治疗,甲巯咪唑须停服 3 天以上,丙基硫氧嘧啶须停服 2 周以上。

4. 若正在进行补充甲状腺激素治疗,如左甲状腺素钠,须停服 10 天以上。

5. 若近期进行过核医学显像检查、增强 CT 检查,分别于 1~2 周和 6~8 周后才能做此项检查。

6. 若近 2 个月内做过吸碘率检查,本次检查服药前须测量颈部本底,以便扣除。

7. 妊娠和哺乳期患者应禁做此项检查。

8. 口服 ^{131}I 药液时避免呛咳,服后避免吐痰,继续禁食 2 小时,待第一次检查后方可进食。

【实验方法及步骤】

1. **制备标准放射源** 用微量进样器抽取一定体积的 ^{131}I 液体,并注入事先加有约 1/3 体积生理盐水的颈模配套玻璃管内。抽取 ^{131}I 液体的体积应依据放射性活度 74~370kBq 进行估算,制备完成后用甲功仪连续测定两次,保证其放射性计数高于正常环境本底的 10~15 倍,否则须重新制备。

2. **给药** 按上述抽取方法抽取与制备标准放射源等体积的 ^{131}I 液体注入事先加有小于与制备标准放射源一半体积生理盐水的一次性小口杯内,让患者在防护窗外口服,并用生理盐水冲杯两次,一并口服。

3. 检查前打开甲功仪电源开关,预热 30 分钟。

4. 每次在患者临检查前,首先测量环境本底和标准放射源的放射性计数。

5. 一般在患者服 ^{131}I 后,分别在 2、4、24 小时进行甲状腺部位的放射性测定。测量时嘱患者取坐位,调节探头支架高度,让甲状腺中心部位对准探头的中心,如图 4-4。

6. 测量完成后,计算机系统可自动扣除本底,根据甲状腺与标准放射源的放射性计数自动计算出 2、4、24 小时甲状腺摄碘率并生成摄碘率曲线。

【质量控制与质量管理】

1. 制订设备使用和检查过程的标准化流程,建立设备的日常维护维修记录。

2. 每天工作前须开机预热并测量本底。如果本底过高,应查找原因,排除探头污染或周围环境的污染源。

3. 每个月测量一次计数稳定性和点源灵敏度。若发现故障或稳定性变差,应联系维修。

4. 保证患者服 ^{131}I 的放射剂量和标准放射源相等。及时更换标准放射源。

【实验总结】

1. 甲功仪是目前核医学日常工作中应用最多的器官功能测量仪,通过对甲状腺组织摄碘率的测量,对诊断和治疗甲状腺疾病有重要意义。

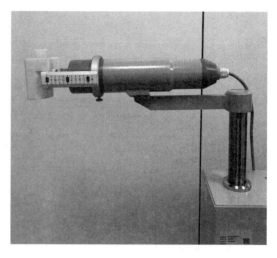

图 4-4　放射性标准源放置位置

2. 掌握甲功仪的基本结构、操作流程、注意事项、日常质量控制和质量管理可以为甲状腺疾病的诊治提供更准确的参考数据。

【实验思考】

1. 准备做甲状腺摄碘率的患者有哪些注意事项?

2. 怎样制备甲状腺摄碘率检查的标准放射源?

第五章 核医学显像设备

实验一 SPECT/CT 设备

【实验概述】

SPECT/CT 是核医学重要的显像设备,在功能性疾病的显像及诊断方面具有重要、独特的作用,特别在脑功能疾病诊断、冠心病诊断、甲状腺疾病诊断、肾脏功能评价以及在探测肿瘤全身骨转移等方面具有重要的临床应用价值。

【实验目的】

1. 掌握 SPECT/CT 的基本结构、各组成部分及功能。

2. 掌握 SPECT/CT 的显像原理。

【工作原理】

单光子发射计算机断层显像(single photon emission computed tomography,SPECT)是在 γ 照相机的基础上发展起来的具有断层显像功能的一种单光子显像设备,是 γ 照相机与电子计算机技术相结合的一种核医学显像仪器。它是在 γ 照相机的基础上引入了滑环技术(该技术使围绕身体长轴进行多角度显像成为可能)和计算机数学重建方法(该方法可使多个角度的平面图像转换为断层图像),而将仅能行平面显像的 γ 照相机拓展成为具有断层能力的核医学显像设备。

SPECT 通过探测注射到患者体内的单光子核素或其标记的显像剂发出来的 γ 光子来进行显像,获得单光子核素或其标记的显像剂在机体内的分布或动态变化,从而用于各种疾病的诊断和研究。

SPECT/CT 是 SPECT 和 CT 两种成熟技术相结合形成的一种新的核医学显像仪器,实现了 SPECT 功能代谢影像与 CT 解剖形态学影像的同机融合。一次显像检查可分别获得 SPECT 图像、CT 图像及 SPECT/CT 融合图像,也可以采用 X 线 CT 图像对 SPECT 图像进行衰减校正。

【实验要求】

1. 实验前应先预习与 SPECT/CT 相关的理论知识,对 SPECT/CT 的基本结构和功能有所了解。

2. 实验时认真听讲,仔细观察带教老师演习,做好笔记,随时回答老师的提问。

3. 实验课后要及时将实验课所学到的知识与理论课所学到的知识相结合,相互印证,加深对 SPECT/CT 的基本结构及功能的认识。

【实验器材及耗材】

1. SPECT/CT 一台。

2. 不间断电源(UPS)和各类准直器。

3. 图像采集工作站和图像分析工作站、PACS 各一台。

【实验注意事项】

1. 在进入机房时应穿戴好白大褂,着装整洁;听从带教老师的指挥,有序进入 SPECT/CT 机房;不得将与实验无关的物品带入机房。

2. 进入机房后不能随便触碰、搬动和操作设备。实验时,须在带教老师指导下进行。

3. 须严格按照设备操作规程操作仪器。

4. 实验完毕,要听从带教老师的安排,将设备恢复非工作状态,将场地恢复原状,保证场地洁净,保证机房内温湿度符合要求。

【实验方法及步骤】

1. SPECT/CT 仪器介绍 SPECT 由探头(探测器)、电子线路、机架(包含滑环)、检查床和图像采集、处理工作站组成。探头(探测器)是 SPECT 的核心部件,主要由探测晶体和光电倍增管等组成,如图 5-1,每个探头在结构上都相当于一个 γ 照相机。探头在进行图像采集时环绕着机架的滑环轴心旋转。SPECT 根据配置的探头多少可分为单探头 SPECT、双探头 SPECT 和三探头 SPECT。SPECT/CT 由 SPECT 和 CT 组成。

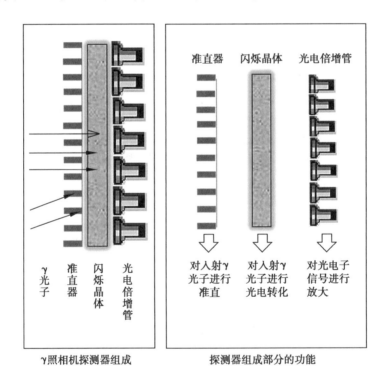

图 5-1　γ 照相机探测器的基本结构与功能示意图

以下是 SPECT/CT 系统各组成部分简介。

(1)探头由准直器、闪烁晶体、光电倍增管组成。

(2)电子线路由前置放大器、放大器、X-Y 位置电路、总和电路、脉冲高度分析器等组成。

(3)机架(包含滑环和 CT):①用于固定探头;②其滑环可使探头环绕受检者身体长轴进行多方向、多角度连续图像采集,可进行多角度平面显像和断层显像;③接受计算机指令进行各种动作;④保障整个系统供电,提供稳压的各种高低压、交直流电源。

(4)检查床用于承载受检者,并按计算机指令移动床位,进行局部或全身显像。

（5）图像采集工作站通过设定各种采集、处理条件,驱动探头、支架和检查床按要求进行图像采集,并进行初步的图像处理。

（6）图像采集工作站将采集的图像信息进一步重建、分析、计算,并进行 SPECT/CT 图像融合。

（7）CT 主要由机架、滑环、X 线管球、准直器和探测器组成。通过设定采集时的 X 线管球的电流、电压以及滑环旋转时间、检查床移动速度来对身体长轴进行解剖学成像。CT 机架与 SPECT 机架整合在一起。

2. 参观并了解 SPECT/CT 的基本结构、工作环境和各部分的功能

（1）参观 SPECT/CT 工作环境,了解 SPECT/CT 机房的大体结构以及室内环境和温湿度要求:SPECT/CT 的机房主要分为操作间和扫描间。SPECT/CT 扫描仪放置于扫描间,同时配置有 UPS、大功率空调、除湿机、空气净化器等,保证持续稳定供电,保持恒定温湿度和空气洁净度。机房里还须配置温湿度表及记录本,以及用于临床抢救用的急救车。控制室一般有图像采集工作站、图像分析工作站和图像文件储存硬件等。

（2）参观、了解 SPECT/CT 设备

1）SPECT 主要由准直器、闪烁晶体、光电倍增管、机架(包含滑环)、电子线路、显示记录装置和一些辅助设备组成。

2）掌握准直器的选择:准直器于探头的最前面,介于闪烁晶体与患者之间,主要由铅或钨合金等重金属制成,其中贯穿大小和形态相同的孔,让 γ 光子穿过。准直器只允许特定方向的 γ 光子和晶体发生作用,屏蔽限制散射光子,如图 5-1。机房里有专用于放置各种准直器的小车,介绍各种常用准直器(低能通用准直器、低能高分辨准直器、中能型准直器和高能通用型准直器等),详细介绍如何根据放射性核素的能量和显像目的选用不同类型的准直器。

3）掌握晶体的组成和功能:闪烁晶体是 SPECT 最关键的部分,它的作用是将入射的 γ 光子(不可见光)转换为荧光光电子(可见光),如图 5-1。碘化钠(铊)[NaI(Tl)]晶体是目前应用最为广泛的 γ 照相机闪烁晶体。晶体的厚度与探测器的探测效率密切相关,厚度一般为 9.5 和 19mm(3/8 和 3/4 英寸)。前者主要用于低能核素,如 ^{99m}Tc,后者主要用于中高能核素,如 ^{131}I。25.4mm(1 英寸)的晶体主要用于 511keV 的 γ 光子,如 ^{18}F。

4）了解光电倍增管的功能和工作原理:光电倍增管将光电子通过信号放大转换为电脉冲。光电倍增管均匀地排列在晶体的后面,紧贴着晶体。当射线进入晶体,与晶体相互作用产生光电子;光电子被该部位一个或多个光电倍增管吸收,在光电倍增管内经过多次信号放大,最后转变成电脉冲信号输出,如图 5-1。由这些输出信号的综合和加权,最终形成显像图。光电倍增管的输出端包括能量线路和入射 γ 光子位置定位线路,光电倍增管的数量多少与定位的准确性密切相关。

5）了解机架(包含滑环)、电子线路的功能:介绍探测器与机架的相互关系以了解断层扫描是如何进行的,如图 5-2,了解检查床的移动与探头的相互位置关系,了解全身显像是如何进行的。重点了解电子线路中的 X-Y 位置电路与光子定位的关系,脉冲高度分析器与能域设定以及与多核素显像的关系。

6）参观、了解 CT 的组成:熟悉 X 线管球、滑环、准直器和探测器在 CT 显像时的相互关系。

3. 带教老师现场讲解 示范 SPECT/CT 的图像采集过程,进一步说明 SPECT/CT 各部分的功能。

4. 介绍 SPECT/CT 的工作原理 当患者经静脉注射或口服放射性显像剂后,γ 光子从

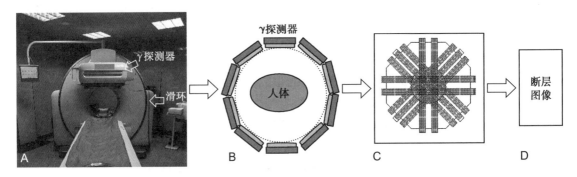

图 5-2 SPECT 断层成像示意图

A. 采用滑环技术, γ 探测器可环绕身体长轴进行图像采集; B. γ 探测器环绕人体进行 180° 或 360° 多角度图像采集; C. 对 180° 或 360° 多角度图像进行计算机数学重建; D. 获得 SPECT 断层图像。

人体向 γ 相机发射时, 经过准直器准直、定向, γ 光子 "打" 到晶体上, γ 光子转换为荧光光电子, 光电倍增管将荧光光电子转换为电信号, 如图 5-1, 通过 X-Y 位置电路确定 γ 光子入射的位置, 通过脉冲高度分析器屏蔽其他干扰脉冲信号, 再通过模数转换, 就可以获得放射性核素在体内的二维分布图像, 即 SPECT 平面图像。SPECT 断层成像是通过环绕受检者身体长轴进行 180° 或 360° 多角度平面显像, 获得各个角度的器官、组织和病变放射性分布的平面投射影像, 然后通过计算机数学重建, 获得器官、组织或病变的立体三维图像, 并通过各个方向切层, 得到各个断层图像, 如图 5-2。

SPECT/CT 中, CT 扫描仪置于机架内与滑环组合在一起, 而 SPECT 探头连接于机架并置于机架前方。此设备内 CT 部分主要有管球和 X 线探测器, X 线从管球发出来后穿透人体, 其中未被吸收的 X 线被 X 线探测器所探测, 通过分析被人体吸收和未被人体吸收的 X 线量并进行图像重建可获得 CT 图像。此设备内 SPECT 部分通过 γ 探测器采集人体内发射出的 γ 射线获得 SPECT 图像, 将 SPECT 图像与 CT 图像进行融合可得 SPECT/CT 图像 (如图 5-3)。

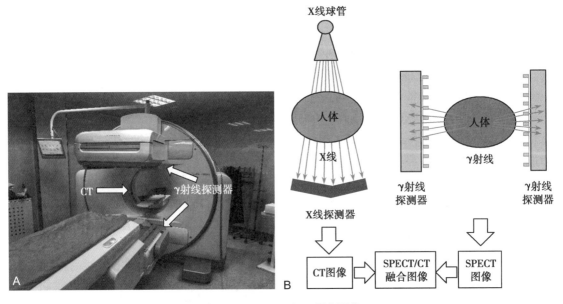

图 5-3 SPECT/CT 设备图像

A. SPECT/CT, 箭头所指为 γ 探测器和 CT 机架; B. PET/CT 融合成像原理图。

将 CT 采集的图像与 SPECT 图像进行像素变换处理,使它们的空间位置坐标相匹配(空间配准),同时大小相一致,然后将 SPECT 图像根据其计数的高低以色图的形式进行显示,与 CT 图像整合成一帧既有 CT 信息又有 SPECT 信息的融合图像,如图 5-3。CT 可用于 SPECT 图像的解剖定位并可为临床诊断提供形态学和功能学的重要信息,有助于更准确地诊断疾病。

【质量控制与质量管理】

使用 SPECT/CT 时,应注意做好日常常规维护与预防性质量控制。主要包括以下内容。

1. 日常维护

(1)能峰设定和校正:能峰设定不准确会导致整个系统的性能变差。能峰出现漂移,原因有很多,常与线路老化、光电倍增管高压漂移、环境温度变化等有关。患者检查前要对所用核素做能峰设定校正。

(2)均匀性测试与校正:均匀性的定义为视野内各点计数值之间的差异。有效视野(UFOV)积分均匀性指有效视野(95% 视野)内全部像素中最大计数与最小计数的差与和的百分比;有效视野微分均匀性是在有效视野(CFOV)和中心视野(UFOV)内,以 X 方向的每一行或 Y 方向的每一列上 5 个相邻像素为一组,计算最大和最小计数率的差异对距离的变化率。须每日进行均匀性测定,其目的是了解每日患者检查前仪器的均匀性状况。

(3)数据库管理:分为两个部分,即患者数据清理与数据库重设。硬盘空间被数据占据量过大(超过硬盘总存储空间的 85%),会导致系统的存取速度下降,影响图像采集、重建等工作。要定期进行患者数据清理,必要时进行数据库重设,后者需要专业工程师完成。

(4)环境控制:主要涉及控制温湿度和定期除尘。碘化钠晶体对温度非常敏感,每小时温差超过 ±3℃ 将会影响其性能,每小时温差超过 ±5℃ 则有损坏晶体的可能性。设备间要安装恒温恒湿空调,并随时观察机房温度、湿度变化,做好记录。一般情况下,机房要求的温度范围是18~25℃,湿度范围是 40%~60%。工作人员也要养成防尘、除尘的意识与习惯,保证不因灰尘而影响设备运行。

(5)硬件除尘:很重要。灰尘会阻碍仪器的散热,严重者将会导致短路。要清洁设备,使外观洁净,并请维护工程师定期进行内部线路除尘。

(6)日常操作注意事项

1)仪器开机应启动自检程序,确保处于正常工作状态后才可用于患者检查或实验。

2)严格按照设备操作规程操作仪器,更换准直器时应小心操作,以防摔倒;不得擅自拆卸仪器。

3)日常操作工作内容记录齐全,有详细的设备维修、质检记录。

2. 质量控制 应做好 SPECT/CT 的日常质量控制,使设备处于良好的性能状态,保证所得结果质量可靠。质控包括性能测试和校正。

(1)SPECT:须依据国家卫生行业标准《伽玛照相机、单光子发射断层成像设备(SPECT)质量控制检测规范》(WS 523—2019)要求定期进行质量控制。下面针对 SPECT 的常规质控项目作简单介绍。

1)平面均匀性:描述探头在有效视野内各部位对均匀分布的放射源响应的差异,包括固有均匀性和系统均匀性,是 SPECT 最基本和最重要的性能参数。一个微小的均匀性缺陷会产生 SPECT 断层显像的严重伪影。均匀性的定量测定指标有:①积分均匀性,分别测量探头有效视野(CFOV)和中心视野(UFOV)内最大和最小计数率的差异程度,CFOV≤4.5%,UFOV≤5.5%;②微分均匀性,分别在有效视野(CFOV)和中心视野(UFOV)内,以 X 方向的每一行或 Y 方向的每一列上 5 个相邻像素为一组,计算最大和最小计数率的差异对距离的变化率,CFOV≤3.0%,UFOV≤3.5%。

2）平面空间分辨力:表示 SPECT 探头准确分辨两个点源或线源最小距离的能力,分为固有分辨力和系统空间分辨力。系统空间分辨力由固有分辨力加准直器共同决定。空间分辨力测定有 3 种方法:四象限铅栅测定法、线性模型测试法、线伸展函数测定法。定量的方法是测量点源或线源的伸展函数,取曲线峰值一半处的半高宽(FWHM)为探头的分辨力,CFOV 的固有空间分辨力≤5.4mm,UFOV 的固有空间分辨力≤5.4mm。空间分辨力降低会影响 SPECT 对病灶的探测效能。

3）平面源灵敏度:指探测器对平行于该探测器放置的特定平面源的灵敏度,反映 SPECT 对一已知活度的放射性源的探测能力,主要用来检验仪器工作是否正常和比较各种准直器的计数率。通过测量一已知活度的放射性源的计数率来表征,将所测得的计数率除以源的活度,单位为 kcps/MBq。标准平面源灵敏度≥60kcps/MBq,须注明所使用的准直器。灵敏度明显下降反映 SPECT 对光子探测效率明显下降,灵敏度增高提示可能有污染等因素存在。

4）空间线性:是表征入射 γ 射线产生几何畸变程度的一个参数。测定指标:①固有空间微分线性。不带准直器时,分别在有效视野(CFOV)和中心视野(UFOV)内,线源图像位置和线源实际位置间偏移的变异程度,称为线扩展函数峰值间隔的标准差,CFOV≤0.24mm,UFOV≤0.24mm。②固有空间绝对线性。不带准直器时,视野中线源实际位置和图像位置在 X 方向和 Y 方向的最大偏移,称为线扩展函数峰值间隔的最大偏差,CFOV≤0.60mm,UFOV≤0.84mm。

5）死时间和最大计数率:死时间是 SPECT 能够分开两个闪烁光子的最短时间。最大计数率反映的是 SPECT 对高计数率的响应特性,指放射源移动至某一位置时达到的最大计数率。固有最大计数率标准要求≥$67×10^3$/s。

6）固有能量分辨力:卸掉准直器,置点源于探头下方,使点源照射探头全视野,用多道分析器测量能谱曲线。能谱曲线峰值对应的能量为分母,半高宽度对应的能量为分子的百分比。

7）多窗空间位置重合性:不同能量窗对同一点源图像的 X、Y 方向的最大位置偏移,是检验多窗重合性的指标。测量点源为准直的 ^{68}Ge 点源。

8）断层均匀性和空间分辨力:描述在断层显像状态下的均匀性和空间分辨力,其测定指标与平面均匀性率相同。断层空间分辨力标准要求≤18.7mm,全身成像系统空间分辨力标准要求≤15.4mm。

9）断层灵敏度和总灵敏度:指在断层显像的状态下 SPECT 的计数效率。断层灵敏度为特定断层层面内总计数率除以放射性源的放射性活度。总灵敏度为所有断层计数除以放射性源的放射性活度。

10）断层厚度:指轴向空间分辨力。测量方法为测量线源伸展函数半高宽。

11）对比度:指点源或线源计数与本底计数的比。

12）旋转中心校准:指探头的机械旋转中心。它位于旋转轴上,是机械坐标系统、SPECT 探头电子坐标和计算机图像重建坐标共同的重合点。旋转中心漂移通常以偏离的像素来表示,128×128 矩阵处理分析旋转中心的数据偏移应小于 0.5 像素,如超过规定的标准应进行校正。

（2）针对 SPECT/CT,除以上 SPECT 质控外,还须增加以下质控内容。

1）CT 质量控制:主要侧重于 CT 值准确性的检测上。在进行 SPECT/CT 图像采集前,要先完成 CT 的质量控制检测:将水模放置在检查床上,依据标准质控程序检测。按照国家卫生行业标准 WS 519-2019《X 射线计算机体层摄影装置质量控制检测规范》要求:CT 值精确度要求±6HU 内,图像噪声要求<0.45%(检测层厚 10mm),图像均匀性要求±6HU 内,加权 CT 剂量指数(weighted CT dose index,CTDIW)≤50mGy,定位光精度要求内定位光±3mm 内,重建层厚偏差要求±1mm 内(s^a>2mm),高对比分辨力要求线对数及调剂传递函数(modulation transfer function 10,MTF_{10})>5.0LP/mm,低对比分辨力要求<3.0mm,CT 剂量指数要求应≤50mGy,诊断床定位精度要求定位及归位均为±2mm 内进行测试、校正,达标后才能进行 CT 图像的临床采集,才能保证准确空间定位的目的。具体见主教材相关章节。

2)SPECT/CT 融合精度测试:采用有 3 个点源的测试模体,在点源内加注放射性核素,然后进行 CT 和 SPECT 图像采集,通过测定 CT 和 SPECT 图像上点源最大值坐标和点源中心坐标,计算 CT 和 SPECT 图像上相应两点的距离,就可以得到 SPECT 和 CT 图像融合精度。

【实验总结】

本实验通过现场观摩和带教老师的介绍,使学生们对 SPECT/CT 的工作原理、基本结构以及各部分结构的功能有较多的感性认识,也对该设备的日常维护及质量控制有所了解,这将有利于学生们更好地理解以后各章节中涉及 SPECT/CT 的内容,提高学习效果。

【实验思考】

简述 SPECT/CT 的结构、组成及各部分的功能和相互关系。

实验二　PET/CT 设备

【实验概述】

PET/CT 是重要的核医学显像设备,在肿瘤、心脏和脑部疾病的显像及诊断方面具有重要、独特的作用,特别在恶性肿瘤的诊断和鉴别诊断、分期、疗效评价、复发监测和预后预测等方面具有重要的临床应用价值。

【实验目的】

1. 掌握 PET/CT 的基本结构、各组成部分及功能。

2. 掌握 PET/CT 的显像原理。

【工作原理】

正电子发射体层显像(positron emission tomography,PET)是利用正电子核素核衰变并产生湮没辐射(annihilation radiation)时所产生的成对 γ 光子来成像的一种核医学功能显像设备。它利用符合探测(coincidence detection)来实现正电子核素成像。所谓符合探测,即当正电子核素标记的显像剂被引入机体后,这些正电子核素在衰变过程中 1 个质子变成 1 个中子,同时释放出 1 个正电子,正电子在组织中飞行很短距离后与邻近的电子相结合,发生湮没辐射,正负电子物质形式消失,转换为能量,发射出方向相反、能量(511keV)相等的两个 γ 光子。PET 采用一系列互成 180°排列的成对小晶体组成的环形探测器来探测这些成对的 γ 光子。PET 在进行 γ 光子时需要确定光子方向并确定探测到光子是否为符合事件。PET 通过光子准直来确定光子的方向,当互成 180°排列的 2 个探测器小晶体同时探测到一对 γ 光子,如两者的时间间隔在符合时间窗内,计算机则认为这两个 γ 光子是同一湮没辐射产生的而记录为一次符合事件,其方向则为符合事件发生的方向。这种通过符合探测来确定符合事件发生的方向,即光子准直。通过符合线路确定真符合事件的数量,通过数学重建方法或飞行时间技术确定符合事件的空间位置,则可以获得正电子核素在体内的断层分布图,即为 PET 断层图像,如图 5-4。

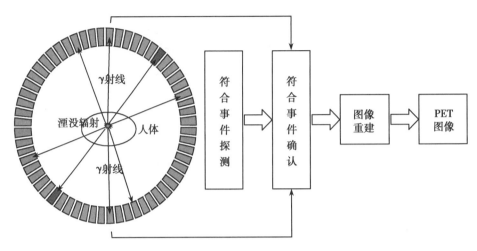

图5-4　PET 符合探测成像原理示意图

　　正电子发射计算机断层显像/X 线计算机断层显像(positron emission tomography/computed tomography,PET/CT)是将 PET 和 CT 两种成像设备整合在一起的一种融合显像设备,它是功能学影像技术(PET)和形态学影像技术(CT)的有机融合,如图 5-5。PET/CT 可以同时获得 PET 代谢、功能信息和 CT 形态学信息,将 CT 采集的图像与 PET 图像进行像素变换处理,使它们的

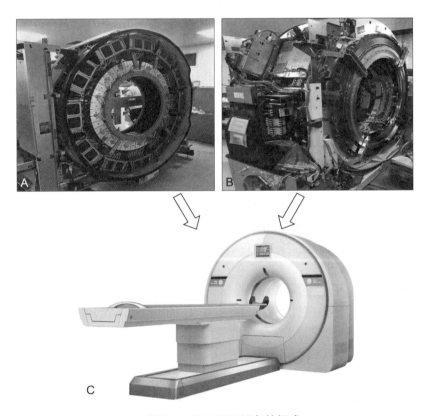

图5-5　PET/CT 设备的组成
A. PET 探测器;B. CT 探测器;C. PET/CT 探测器。

空间位置坐标相匹配(空间配准),同时大小相一致,然后将 PET 图像根据其计数的高低以色图的形式进行显示,可与 CT 图像整合成一帧既有 CT 信息又有 PET 信息的融合图像。PET 和 CT 两种影像可以相互补充、相互印证,从而提高对疾病的诊断准确性。

近年来 PET/CT 设备的研究和临床应用取得很大的进展,目前,PET/CT 探测器除了有短轴向视野(15~30cm 左右)的探测器外,长轴向视野(110~194cm 左右)的 PET/CT 扫描仪已从"梦想"转换为"现实",目前国内外已有多款长轴向视野 PET/CT 扫描仪应用于临床,如图 5-6。长轴向视野 PET/CT 在全身显像方面具有更好的探测效能,可在 1~2 分钟内完成全身显像,并可用于进行全身动态参数成像,在临床应用和科研方面具有更高的应用价值。

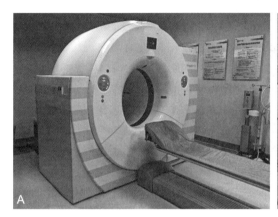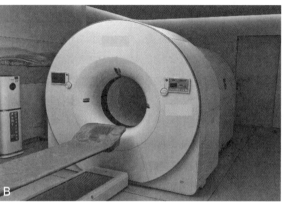

图 5-6　PET/CT 扫描仪
A. 短轴向视野 PET/CT;B. 长轴向视野 PET/CT。

【实验要求】

1. 实验前应先预习与 PET/CT 相关的理论知识,对 PET/CT 的基本结构和功能有所了解。

2. 实验时认真听讲,仔细观察带教老师演习,做好笔记,随时回答老师的提问。

3. 实验课后要及时将实验课所学到的知识与理论课所学到的知识相结合,相互印证,加深对 PET/CT 的基本结构及功能的认识。

【实验器材及耗材】

1. PET/CT 一台。

2. 不间断电源(UPS)和 PACS 各一台。

3. 图像采集工作站,图像分析工作站。

【实验注意事项】

1. 在进入机房时应穿戴好白大褂,着装整洁;听从带教老师的指挥,有序进入 PET/CT 机房;不得将与实验无关的物品带入机房。

2. 进入机房后不能随便触碰、搬动和操作设备。实验时,须在带教老师指导下进行。

3. 须严格按照设备操作规程操作仪器。

4. 实验完毕,要听从带教老师的安排,将设备恢复非工作状态,将场地恢复原状,保证场地洁净,保证机房内温湿度符合要求。

【实验方法及步骤】

1. PET/CT 仪器介绍　该成像系统中的 PET 部分由 PET 扫描仪、扫描床、PET 图像重建和存储系统(或称电子柜)、操作工作站、分析工作站及打印设备等组成。

（1）PET扫描仪介绍：PET扫描仪是PET最重要的部分，由PET探测器、射线屏蔽装置、事件探测系统（event detection system）、符合线路（coincidence circuitry）及激光定位器等组成，主要功能为数据采集。

1）探测器：探测晶体是PET的核心，它的作用是将正电子核素湮没辐射发出的γ光子（不可见光）转换为荧光光电子（可见光）。PET环形探测器是基于符合探测原理来设计的，互成180°排列的2个探测器单位两两成对来探测符合事件的两个互成180°的γ光子，如图5-4。

2）事件探测系统：作用是采集探测器传来的电子信号，并将有效的γ光子事件传给符合线路。

3）符合线路：作用为确定从事件探测系统传来的γ光子哪些是来源于同一湮没事件，并确定其湮没事件的位置。设置有飞行时间（time of flight，TOF）技术可更精确地定位湮没事件的位置。

4）检查床用于承载受检者，并按计算机指令移动床位，进行局部或全身显像。

5）PET图像重建和存储系统（电子柜）主要由CPU，输入、输出系统及内、外存储系统等组成。主要作用是进行图像重建，并对数据进行处理及储存。

6）图像采集工作站：通过设定各种采集、处理条件，驱动扫描仪和检查床按要求进行图像采集，并进行初步的图像处理。

7）图像分析工作站：将采集的图像信息进行进一步重建、分析、计算，并进行PET/CT图像融合。

（2）CT介绍：CT主要由机架、滑环、X线管球、准直器和探测器组成。通过设定采集时的X线管球的电流、电压以及滑环旋转时间、检查床移动速度来对身体长轴进行解剖学成像。

2. PET/CT的基本结构、工作环境和各部分的功能介绍

（1）参观PET/CT工作环境，了解PET/CT机房的大体结构、室内环境和温湿度要求：PET/CT机房主要分为操作间和扫描间。PET/CT扫描仪放置于扫描间，同时配置有UPS、大功率空调、除湿机、空气净化器等，保证持续稳定供电，保持恒定温湿度和空气洁净度。还须配置温湿度表及记录本，以及用于临床抢救用的急救车。控制室一般有图像采集工作站、图像分析工作站和图像文件储存硬件等。

（2）参观、了解PET/CT设备

1）PET扫描仪主要由PET探测器、射线屏蔽装置、事件探测系统、符合线路及激光定位器、显示记录装置和一些辅助设备组成。

2）掌握PET环形探测器晶体的组成：与SPECT/CT平面探头不同，PET/CT的探测器是一种环形探头。探测晶体是PET探测器的核心。晶体材料主要有三种，即锗酸铋（bismuth germanium oxide，BGO）、硅酸镥（lutetium oxyorthoscilicate，LSO）和硅酸钆（gadolinium orthosilicate，GSO）。与SPECT的矩形或圆形探测器不同，PET探测器一般由多达数万个毫米级大小的小晶体按特定的阵列排列成多环探测器。它的最小组成单位是大小为毫米级的柱状小晶体元件（crystal element）。多个小晶体元件按一定阵列（如5×5）组成晶体微型块，后者与光电倍增管或硅光电倍增管（silicon photomultiplier，SiPM）相组合，成为一个探测单元。多个探测单元再组装成一个晶体模块。由多个晶体模块环形排列组合成一个环形的探测器，将多个单环探测器相组合就形成了多环PET探测器。

3）了解光电倍增管或硅光电倍增管的功能和工作原理：γ光子照射到晶体产生的光电子

必须通过光电转换及信号放大成为电脉冲才能进行进一步处理。以往实现此功能的是 PMT，新型的 PET/CT 更多采用 SiPM。后者由工作在盖革模式的雪崩二极管阵列组成，通过将尺寸非常小(毫米级)的微单元按一定阵列排列整合成一块薄板与晶体微型块相连,可实现对小晶体全覆盖。其光电转换模式为一对一耦合,与 PMT 的多对多耦合不同。与 PMT 相比,SiPM 具有光电转换更精准、增益高、灵敏度高、偏置电压低、对磁场不敏感、结构紧凑等特点,这使它具有更好的定位精度和灵敏度,并可与磁共振相兼容。

4）了解事件探测系统和符合线路的作用以及飞行时间（TOF）技术的工作原理。

5）了解 CT 的组成:CT 成像系统主要由 X 线管球、准直器、滤过器、滑环、探测器、前置放大器、中央控制器及图像重建系统、数/模（A/D）转换器及分析工作站、图像显示器等组成。熟悉 X 线管球、滑环、准直器和探测器在 CT 显像时的相互关系。

3. 带教老师现场讲解　示范 PET/CT 的图像采集过程,进一步说明 PET/CT 各部分的功能。

4. 介绍 PET/CT 的工作原理。

【质量控制与质量管理】

与 SPECT/CT 一样,使用 PET/CT 时需要做好日常维护与预防性质量控制。其使用注意事项与 SPECT/CT 有相同,也有不同。主要包括以下内容。

1. 日常维护

（1）仪器开机应启动自检程序,确保处于正常工作状态。

（2）必须按设备质控要求做好日常质控,确认设备性能正常。

（3）做好数据库管理,要定期进行患者数据清理,必要时进行数据库重设。

（4）做好环境控制,做好温湿度控制和定期除尘。一般情况下,机房要求的温度范围是 20~25℃,湿度范围是 30%~70%。工作人员也要养成防尘、除尘的意识与习惯,保证不因灰尘而影响设备运行。

（5）硬件除尘,要清洁设备使外观洁净,并请维护工程师定期进行内部线路除尘。

（6）严格按照设备操作规程操作仪器,必须使 UPS 持续处于供电状态,不得擅自拆卸仪器。

（7）日常操作工作内容记录齐全,有详细的设备维修、质检记录。

2. 质量控制　首先须进行验收测试,以验证设备和软件包是否符合制造商在采购招标中规定的技术指标,这些指标则作为后续质控测试的参考值。2003 年,我国颁布了《放射性核素成像设备性能和试验规则第 1 部分:正电子发射断层成像装置》（GB/T 18988.1—2003）,后来升级为 GB/T 18988.1—202X/IEC 61675—1:2013 版本,目前该标准是国内主要的标准。以下是主要测试指标。

（1）PET 性能指标

1）灵敏度:指 PET 系统对单位辐射量的探测效率,即单位时间内单位辐射剂量条件下获得的符合计数量。灵敏度高的 PET 探测器获得相同质量的图像所需要的时间较短或所需要的显像剂活度较小。影响灵敏度的主要因素有:①整个探测器与被测物体所成的立体角;②探测器本身的探测效率,即探测器响应事件数与入射事件数的比例;③系统的时间窗、能量窗大小;④系统探测事件的死时间。灵敏度通过测量一已知活度的放射性源的计数率来表征,将所测得的计数率除以源的活度,单位为 kcps/MBq。

2）空间分辨力:指探测器在 X、Y、Z 三个方向能分辨两个放射性"点"的能力,以点源或线源图像在 X、Y、Z 三个方向的空间分布函数曲线的半高宽（FWHM）表示,单位是毫米。空间分辨力的好坏直接影响设备对病变的检出能力。点源放在视野中不同位置,其分辨力稍有不同,距 FOV 中心越远,其分辨力越差。

3）时间分辨力:指系统在时间上分辨湮没事件产生的互成 180° 的两个 γ 光子的最短时间间隔,采用时间响应曲线的半高宽来量化,单位为纳秒。时间分辨力的好坏取决于探测器对 γ 光子对的响应时间的长短。时间分辨力是时间窗的选定主要依据,时间窗选择应比时间分辨力稍大。

4）能量分辨力:指探测器对射线能量的甄别能力。能量甄别是剔除散射事件的主要依据。散射事件中至少有一个光子经历过康普顿散射,导致能量部分损失,探测器测得的光子能量较低,低于真符合事件的光子能量。根据被测光子的能量大小可以决定哪些是真符合事件,哪些是散射事件。能量分辨力降低会减低散射符合甄别的能力,影响图像质量。系统能量分辨力的大小决定着能量窗的选择,能量分辨力高者可以选择较小的能量窗。

5）噪声等效计数率:PET 符合计数中包括真符合、随机符合和散射符合计数,把除了真符合计数外的计数都归为噪声。噪声等效计数率定义为:对于含有一定比例的散射和偶然符合计数的数据而言,在无散射和偶然计数条件下具有同样信噪比的真符合计数率。可以把噪声等效计数率作为衡量信噪比的标准。该值越高,采集到的数据信噪比越高,图像的对比度越好,成像质量越高。辐射强度由小到大逐渐增加,开始时真符合计数率的增加高于散射和随机计数率,随着辐射强度的进一步增加,散射和随机计数率的增加会高于真符合计数率的增加,此时采集数据的信噪比下降,图像质量变差。

6）最大计数率:是探测器在单位时间内能计量到的最大计数率。探测器计量的计数率是随辐射剂量的增加而增大的,但系统达到饱和后,即使辐射剂量强度继续增加,计数率也不再增加,反而下降。

（2）PET 设备校准:PET 质量控制除要定期进行以上性能指标的测定以观察性能指标是否出现漂移外,还须按要求定期进行设备校准以确保设备处于好的性能状态。设备校准包括以下内容(不同厂家略有不同)。

1）空扫(blank scan):是每个工作日患者显像前必须进行的质控项目。空扫是在扫描视野内没有其他物品的条件下,采用校正源进行 360° 扫描。空扫的目的是监测探测器性能是否随时间发生漂移。

2）符合时间校准(coincidence timing calibration):采用低活度校准源,校准各个信道的符合时间差异。一般每周进行 1 次。

3）光电倍增管或硅光电倍增管增益调节:包括位置增益和能量增益两部分。位置增益调节是校准晶体的光子信号与 PMT 或 SiPM 之间的空间位置;能量增益是能量甄别阈窗与晶体光子信号之间的校准。建议每周校准 1 次。

4）归一化校准(normalization calibration):采用校准源进行 360° 扫描,测量各个晶体的探测灵敏度差异,用以校正 PET 数据。建议每 3 个月进行一次校准。

5）井型计数器校准(well counter calibration):目的是将图像放射性计算单位(counts/pixels)换算成井型计数器单位(Bq/ml)。具体方法是:将 100MBq 的正电子核素(如 ^{18}F)注入 1 个柱状中空模型(体积为 5 640ml),并用水补充填满模型,计算比活度(Bq/ml),并对模型进行 PET 显像,获得 35 帧图像;在 35 帧图像内画感兴趣区(ROI),即可得到 ROI 放射性计数值,据此,可以得到这两个单位之间换算的校准参数,用于这两个单位之间的转换,对病变进行定量或半定量分析,如计算标准化摄取值(standardized uptake value,SUV)等。

（3）CT 性能测试及性能校准：采用体模进行 CT 扫描,对 CT 值精确度、图像噪声、图像均匀性、定位光精度、层厚偏差、高对比分辨力、低对比分辨力、CT 剂量指数、诊断床定位精度进行测试、校正。具体见《核医学影像技术学》相关章节。

（4）PET/CT 融合精度测试和校准：采用有 3 个点源的测试模体,在点源内加注正电子核素,然后进行 CT 和 PET 图像采集,通过测定 CT 和 PET 图像上点源最大值坐标和点源中心坐标,计算 CT 和 PET 图像上相应两点的距离,就可以得到 PET 和 CT 图像融合精度。对偏差较大者需要进行校准。

【实验总结】

通过本实验,提高学生们对 PET/CT 的工作原理、基本结构以及各部分结构的功能的认识和了解,也对如何做好日常维护及质量控制以确保设备性能处于良好的状态有较全面的了解。这可使学生们更好地掌握 PET/CT 设备相关知识,为学好以后各章节相关内容奠定基础。

【实验思考】

1. 简述 PET/CT 环形探测器的组成及光电倍增管与硅光电倍增管的不同。

2. 什么是飞行时间技术,它的作用是什么?

实验三　^{18}F-FDG PET/MR 显像

【实验概述】

放射性核素显像（radionuclide imaging,RI）是利用放射性核素及其标记物进行器官和病变的显像。它利用放射性核素或其标记化合物作为示踪剂,因为示踪剂被引入人体后能够选择性地分布在特定的器官或病变组织内,所以在体外可描记放射性示踪剂在体内的分布规律,从而显示人体系统、器官或病变组织的形态、功能、代谢的变化,实现对疾病进行定位、定性、定量的诊断目的。

PET 与 MR 显像的融合是功能或分子影像与结构影像融合的多模态显像,可以同时反映两种或两种以上分子结构及生化信息在同一时间窗及同一体内环境下的状态及改变,而不仅仅是不同显像技术的融合。PET/MR 克服了核医学影像解剖分辨力有限和 MR 解剖序列提供功能信息灵敏度较低的不足,使其在肿瘤、神经系统及心血管方面具有独特的特点。

【实验目的】

1. 掌握 PET/MR 检查技术的检查前准备。

2. 掌握 PET/MR 检查技术的具体操作方法及步骤。

3. 熟悉放射性核素显像技术的显像仪器。

4. 了解 PET/MR 检查技术的适应证、禁忌证。

【工作原理】

PET/MR 由 PET 和 MR 整合而成,将 PET 探测器、MRI 射频线圈和 MRI 磁体梯度置于探头的同一区域,从里往外依次排列。PET 光电转换采用耐高磁场的 SiPM 而不是 PMT,以减少高磁场对 PET 探测的影响。

新型的 PET/MR 可以实现真正的时空一体化图像同步采集,在同一时间内获得 PET 图像、MRI 图像以及 PET/MR 融合图像,而不像 PET/CT 是两种显像,须在不同时间通过不同采集协议分别获得,所以 PET/MR 是真正意义上的时空一体化双模态分子显像。PET/MR 不仅仅是两种不同显像技术的融合,MR 还具有多序列、多参数功能成像的优势,如能进行灌注成像、弥散成像、功能认知成像等,这些也能为临床诊断及指导临床治疗提供更多有用的信息。然而,虽然 PET/MR 可以显著减少患者的电离辐射,但也需要考虑 MR 的风险和对健康的影响,因为 MR 的高磁场也会对人体产生一定的生物学效应,会对身体健康产生一定的影响。

【实验要求】

1. 熟悉 PET/MR 的工作状态及操作界面。

2. 掌握检查前准备,包括临床病史采集、示踪剂的选择以及注射方式等。

3. 能够根据受检者申请单上的信息和病情要求,选择合理的检查方法。

4. 能够保证显像图像达到影像诊断的目的。

【实验器材及耗材】

1. PET/MR。

2. 显像剂 β-2-[^{18}F]氟-2-脱氧-*D*-葡萄糖。

【实验注意事项】

PET/MR 设备结构复杂,对环境要求高,日常质控操作的规范性是保证设备正常运行的基本条件。

1. PET 部分的质量控制指标与 PET/CT 基本一致。质控过程中须特别注意 MR 部分对环境的要求,质控工具须满足 MR 设备的要求,规避安全隐患。

2. 为保证系统正常运行和扫描图像质量,需要定期进行系统质控扫描。由于各个厂商的质控方法略有不同,一般分为液体放射源和固体放射源两种,可参照厂方指导说明书进行质控评价。有源质控检查至少需要每周进行一次,评价结果可参照 PET/CT 质控标准。

3. 无源质控检查每个探测器的工作状态,需要在每天扫描开始之前进行。为了使系统稳定,建议在开机 30 分钟后进行无源质控检查。

PET/MR 检查前的准备与 PET、PET/CT 基本一样,包括禁食、控制血糖水平、水化和注射前后安静休息等。

此外,PET/MR 检查时还应特别注意以下几点。

(1)体内植入式医用装置,如心脏起搏器、人工关节等,除部分专用的具有磁兼容者外,通常不宜进行 PET/MR 检查。一般手术金属夹、牙科填充材料等不属于 MR 检查禁忌,但应注意其引发的伪影。

(2)PET/MR 设备横断视野小,轴位方向长,幽闭恐惧症的影响较 PET/CT 更甚,应给予充分注意。

(3)对于进行 MR 增强扫描的患者,需要评估患者的肾功能,避免 MR 造影剂导致肾源性系统纤维化损伤。这种损伤主要表现为皮肤和关节的系统性纤维化,严重者影响内脏,如肝脏和肺。另外注射对比剂前还要了解患者的对比剂过敏史。

(4)全身 PET/MR 检查时间长,需要患者的呼吸配合。检查前对患者进行充分训练和必要的检查流程解释十分重要。PET/MR 的其他检查禁忌证与 PET/CT 检查基本相同。

【实验方法及步骤】

1. 患者体位摆放 相对传统 MR,PET/MR 检查时间更长,因此保证患者检查体位的舒服和使用辅助装置避免体位移动十分重要。MR 采集需要根据检查目的,在患者体外安置表面线圈,为避免对 511keV 伽马光子的衰减,PET/MR 只能使用与其配套的表面线圈。同时根据检查部位接好必要的触发装置,如呼吸门控、心电门控等,还要为患者佩戴耳塞,避免噪声危害。

因为PET/MR患者的摆位和采集前准备时间远超过PET/CT,所以应该尽可能熟练和规范操作,以尽可能减少患者体内正电子放射性药物对工作人员的辐射。

2. 显像剂准备 显像剂为β-2-[^{18}F]氟-2-脱氧-D-葡萄糖(^{18}F-FDG)。一般选择非手术侧或非病灶所在侧的上肢静脉注射药物。注射剂量:成人一般为$3.7×10^6$~$7.4×10^6$Bq/kg;儿童为$3.7×10^6$~$5.2×10^6$Bq/kg(推荐用儿童剂量卡)。

3. 图像采集和扫描方案 临床应用过程中,PET检查有着严格的患者预约、饮食准备、辐射剂量管理制度及固定的采集时间和成像视野。MR检查的扫描安排、扫描规划和数据采集更加灵活多变,须根据患者情况及病灶分布进行扫描序列选择、扫描方位调整,对技术人员经验要求高;一般MR在Z方向较PET有更大的成像视野,在XY平面内的成像范围小于PET;扫描时需要进行特定体位的准备并使用专用表面线圈,耗时较长;MR的数据采集和重建一般是同步进行的,而PET在保留原始数据的情况下可进行不同参数离线重建,因此,MR常使用前瞻式呼吸门控触发方式进行采集以克服呼吸运动伪影,PET使用回顾式呼吸门控重建来解决呼吸运动伪影。

(1)躯干PET/MR采集:采集范围和方向是从股骨上段依次至颅底,但PET与MR是同步采集,即在每床位PET采集时,同时使用MR序列采集这个床位范围内组织的MR图像(图5-7)。

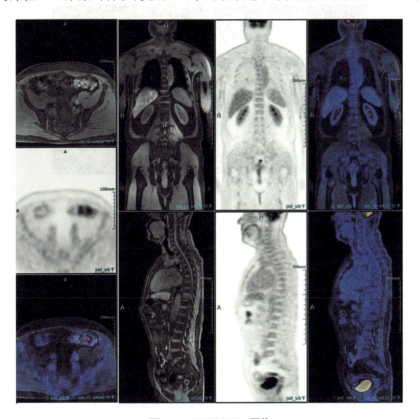

图5-7 PET/MR图像

PET/MR一体机是PET和MR同时扫描。PET的每个床位扫描时间可以设定在2分钟,但是MR的扫描时间约在2~6分钟,与所选MR的序列种类和数目密切相关。所以PET/MR一体机的扫描时间由MR的序列和种类所决定,选用快速的MR序列和更少的MR序列,可以完成快速的PET/MR扫描;根据病史,需要MR局部高清扫描及加扫高级功能成像时,PET/MR

的扫描时间就会延长,这样也可以延长 PET 的扫描时间,提高 PET 图像信噪比,从而可以使用更少的放射性药物剂量,提高患者的辐射安全性。呼吸运动影响是导致 PET 和 MR 图像位置不匹配的主要原因之一。临床上每床位 PET 采集时,会同时应用 MR 序列采集此床位范围内组织的 MR 图像。为了避免 MR 图像呼吸运动伪影,常规会使用呼吸门控、膈肌导航或者屏气技术采集对应的 MR 序列。

(2)脑部 PET/MR 采集:脑部作为刚性器官,只需要一个 PET 床位采集,同时使用针对脑部诊断的 MR 序列(图 5-8)。

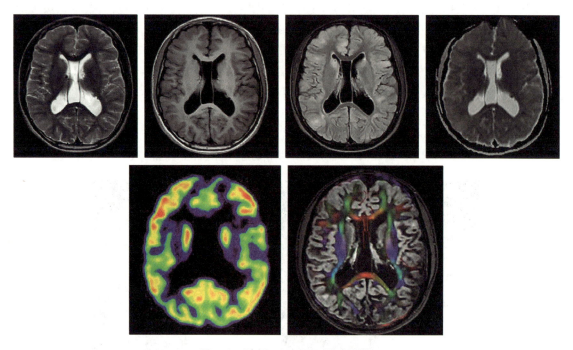

图 5-8　脑部 PET/MR 融合影像

另外,PET/MR 一体机也能够在 MR 扫描的同时进行 PET 动态采集,得到同一时间、同一解剖部位和同一生理条件下 PET 与 MR 的功能图像,为神经系统的研究提供了更多重要的信息。

【实验总结】

1. PET/MR 克服了核医学影像解剖分辨力有限和 MR 解剖序列提供功能信息灵敏度较低的不足,使其在肿瘤、神经系统及心血管方面具有独特的特点。

2. PET/MR 是一体化设计的双模态影像设备,结构复杂,图像采集时间长,在临床应用过程中应对 PET/MR 图像伪影引起足够的重视。

3. 实验过程中的放射防护要严格按照核医学辐射安全管理流程执行。

【实验思考】

1. PET/MR 与 PET/CT 两种仪器在显像原理上有哪些区别?

2. PET/MR 检查的优势是什么?

3. 影响 PET/MR 检查质量的主要因素有哪些?

实验四　β-淀粉样蛋白靶向 PET 分子成像

【实验概述】

阿尔茨海默病（Alzheimer's disease，AD）是一种隐匿起病、持续进展的神经系统退行性脑病，患者以典型症状（遗忘性认知障碍合并继而出现的执行功能受损）和非典型症状（如后部皮质萎缩、语音变异型原发性进行性失语症、额叶变异性 AD）为主要临床表现。随着人口老龄化问题的加重，AD 严重影响老年人的生存质量，给社会及患者家庭带来了沉重负担。AD 以 β-淀粉样蛋白（β-amyloid，Aβ）聚集形成的老年斑以及过度磷酸化 tau 蛋白组成的神经原纤维缠结为主要神经病理学特征。2011 年美国国立老化研究所和阿尔茨海默病协会制定的可能发展为 AD 的轻度认知障碍诊断标准中增加了将 Aβ 沉积作为生物标志物的标准。β 淀粉样蛋白靶向 PET 成像能够在体可视化 β 淀粉样蛋白的沉积，是预测健康老年人未来会发生认知障碍相关疾病的最强且最早的神经影像学指标，此外，Aβ 成像还可指导疾病精准诊疗、靶向治疗疗效监测。目前应用的 β 淀粉样蛋白靶向的 PET 放射性示踪剂包括研究用放射性示踪剂［^{11}C］-匹兹堡化合物（Pittsburgh compound，PiB），以及美国食品药品监督管理局批准的三个［^{18}F］标记的放射性药物：氟比他班（florbetaben，即 AV-1）、氟贝他吡（florbetapir，即 AV-45）和氟美他酚（flutemetamol，即 GE-067）。以上放射性示踪剂都能与皮质的 β 淀粉样蛋白斑块高亲和度结合，而神经病理学验证表明，其中［^{18}F］标记的 AV45（^{18}F-AV45）能够客观、定量地反映受检者脑实质内的 Aβ 聚集水平。

【实验目的】

1. 掌握 β-淀粉样蛋白靶向 PET 分子成像的检查前准备。
2. 掌握 β-淀粉样蛋白靶向 PET 分子成像检查技术的具体操作方法及步骤。
3. 掌握 β-淀粉样蛋白靶向 PET 分子成像检查技术的适应证、禁忌证。
4. 熟悉 β-淀粉样蛋白靶向 PET 分子成像原理，熟悉放射性核素显像仪器。
5. 了解 β-淀粉样蛋白靶向 PET 分子成像放射性药物的合成及制备。

【工作原理】

Aβ 沉积形成的老年斑和神经原纤维缠结是 AD 的两大分子病理学特征，临床对 AD 患者体内的 Aβ 沉积规律目前有较为充分的认识。Aβ 级联假说是目前 AD 的发病机制中最经典的学说。该假说认为，老年斑是一种由 β 淀粉样蛋白肽的致密核心以及周围退行性神经元组成的细胞外聚集体，其内过度沉积的 Aβ 是导致 AD 病理生理改变的始动因素，后续级联反应可引起 tau 蛋白过度磷酸化、神经元丢失以及氧化应激等病理改变，因此可以利用 AD 患者 Aβ 沉积的水平对疾病进行早诊断、早干预、早治疗。检测 Aβ 的技术包括脑脊液 Aβ42 水平或 Aβ42/Aβ40 比值测定以及 Aβ 靶向 PET 成像。二者检测结果的一致性较高，但脑脊液检测属于有创性检查，被大部分患者排斥，而 Aβ 靶向 PET 成像可无创在体可视化患者脑实质 Aβ 沉积的程度及空间分布，对以 AD 为代表的认知障碍相关疾病的诊断具有指导价值。第一代实际应用的 Aβ PET 示踪剂是 ^{11}C-PiB。PiB 对 Aβ 有良好的敏感性和特异性，PET 成像时对临床较为关注的其他病理性结构如神经原纤维缠结、tau 蛋白异常沉积等不具备亲和性，但半衰期短（约 20 分钟），导致其临床应用受限。第二代 Aβ 示踪剂基本由 ^{18}F 标记，相对更长的半衰期（约 110 分钟）克服了一代示踪剂的不足，在没有加速器的单位也能够进行推广，其中，用 ^{18}F⁻离子取代 AV105 中 Ots 官能团进行 ^{18}F⁻亲核取代标记，可形成稳定的放射性化合物 ^{18}F-AV45。^{18}F-AV45

是 Aβ 靶向 PET 成像的常用示踪剂之一,Clark 将 ^{18}F-AV45 PET 脑显像与尸检的神经病理学结果进行对比,结果显示,^{18}F-AV45 PET 显像诊断脑内 Aβ 斑块沉积的敏感性和特异性分别为92% 和 96%。同时,^{18}F-AV45 PET 能够通过测量标准摄取值,对受检者不同脑区 Aβ 沉积的情况进行半定量分析。目前,^{18}F-AV45 PET 脑显像已作为早期诊断 AD 的一种无创性影像学检测手段被国际与国内逐渐认可。

【实验要求】

1. 掌握检查前准备,包括临床病史采集、放射性药物的选择以及注射方式等。

2. 掌握 β-淀粉样蛋白靶向 PET 分子成像的显像前准备及适应证、禁忌证。

3. 熟悉 PET/CT 或 PET/MR 的工作状态及操作界面。

4. 熟悉 ^{18}F-AV45 PET 分子成像图像结果分析(视觉评判)。

5. 了解 β-淀粉样蛋白靶向 PET 分子成像放射性药物 ^{18}F-AV45 的合成及制备流程。

【实验器材及耗材】

1. PET/CT 或 PET/MR。

2. 医用回旋加速器。

3. 氟多功能合成模块。

4. 高效液相色谱仪。

5. ^{18}F-AV45 试剂盒。

【实验注意事项】

1. 鉴于受检者的年龄普遍较大,可嘱家属陪同。

2. 部分受检者可考虑辅助使用镇静药完成检查。

3. 目前尚不知晓 ^{18}F-AV45 对胎儿的影响及是否通过母乳代谢,因此不推荐孕妇及哺乳期女性进行此检查;若必须行此检查,哺乳期女性检查 24 小时后才可接触婴儿和继续哺乳。

4. 建议受检者检查前停用 AD 治疗药物 24 小时。

5. 对乙醇过敏、低钠饮食的受检者须谨慎考虑。

6. 检查后嘱受检者多饮水,以快速清除体内残留的微量放射性药物。

7. 检查结束 24 小时内,受检者应避免接触孕妇以及婴幼儿等敏感人群,尽量不到人多的场所活动。

8. 若研究拟将 ^{18}F-AV45 显像结果与其他功能显像进行联合分析,应尽可能保持受检者生理状态稳定,以保证数据间具有可比性。

【实验方法及步骤】

(一) 适应证、禁忌证的确认

1. 适应证

(1)有认知功能障碍主诉、经临床痴呆症专家客观评估后确认的患者。

(2)经痴呆症专家全面评估后,认知功能障碍原因仍然不确定的患者。

(3)Aβ 病理学资料有望增加临床诊断的确定性并能够改变或调整临床管理方案的患者。

(4)持续或进行性不明原因轻度认知功能障碍的患者。

(5)满足 AD 的临床诊断标准,但是目前临床表现不明确或病因、病程复杂的患者。

(6)进行性痴呆和非典型早发性痴呆(起病年龄小于 65 岁)的患者。

2. 禁忌证　无严格禁忌证。

（二）放射性药物合成及质控

1. 放射性药物 ^{18}F-AV45 的推荐注射剂量为 370MBq（10mCi），也可参考注射剂量为 74MBq/kg（0.2mCi/kg）。注射体积小于 10ml。注射部位一般为一侧上肢肘部静脉或者弹丸注射。

2. 自动化合成

（1）合成路线：AV-105 前体与 ^{18}F$^-$ 进行亲核取代反应，脱保护后得到产物，如图 5-9。

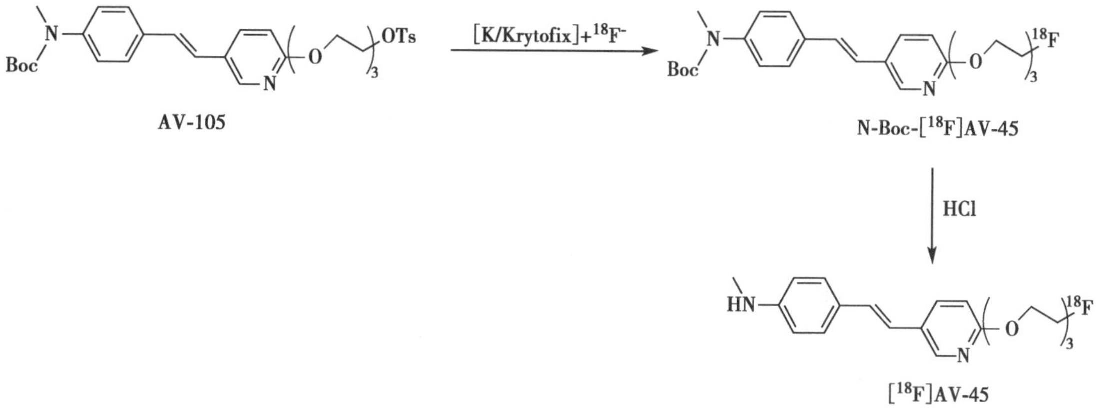

图 5-9 ^{18}F-AV45 合成路线

（2）自动化合成：运行编辑完成的 AV45 自动合成程序（图 5-10），连接管线后运行自检程序，进行气体流量、气密性、反应瓶升降检查；自检后连接各个试剂瓶、季铵盐阴离子交换柱（QMA 柱）、十八烷基硅胶柱（C18 柱），关闭热室。

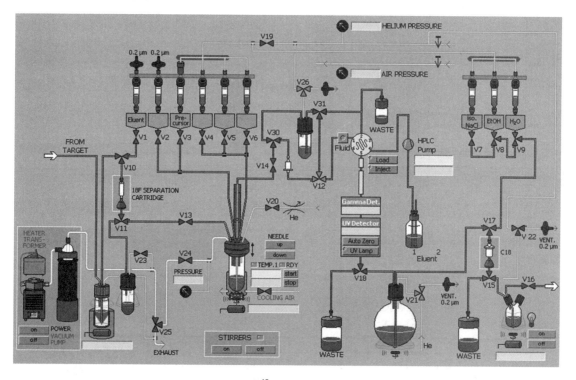

图 5-10 ^{18}F-AV45 合成程序

1)$^{18}F^-$的生产:采用16MeV 40μA的质子束流连续轰击^{18}O-H_2O 30~50分钟,通过$^{18}O(p,n)$ ^{18}F核反应生成$^{18}F^-$。

2)$^{18}F^-$的捕获:用气动方式将带有$^{18}F^-$的靶水传入靶水收集瓶中,再利用气体加压使靶水瓶中的$^{18}F^-$通过QMA柱被捕获。

3)^{18}F-AV45的合成:①用0.6ml生理盐水将QMA柱上的$^{18}F^-$淋洗至反应瓶中,然后加热反应瓶至120℃使淋洗液完全蒸干;②冷却至室温后加入0.5ml无水乙腈,加热至100℃直到无水乙腈完全蒸干;③将0.2mg AV-105前体与1ml无水二甲基亚砜(DMSO)混合后加入反应瓶中,在密闭的反应瓶中130℃氟化10分钟;④冷却至室温后,氟化中间体的保护基团用0.7ml的HCl(3N)水解,130℃加热5分钟;⑤冷却至30℃后,把8.5ml水和1.5ml NaOH溶液的混合液加入反应瓶中,将混合液体通过第一个C18柱,再用10ml注射用无菌水冲洗,将$^{18}F^-$氟化物、盐类和大多数极性物质从C18柱中除去;⑥粗产品^{18}F-AV45用1.5ml乙腈洗脱到高效液相上样瓶中,再用1.5ml无水乙醇稀释,过HPLC纯化,流速6ml/min,乙腈:水=55:45,收集产物峰到圆底烧瓶内;⑦将圆底烧瓶内液体过第二个C18柱,用10ml无菌水进一步冲洗;⑧^{18}F-AV45用1ml乙醇洗脱,用含0.5(w/v)抗坏血酸钠及0.9%氯化钠无菌注射液将洗脱液稀释至20ml。注:参与反应试剂要确保无水,建议在反应前将合成模块运行干燥(DRY)程序。

3. 药物质控 ^{18}F-AV45通过多功能模块中高效液相色谱仪(high-performance liquid chromatography,HPLC)进行分析及提纯,并分析保留时间,产品进行放射性化学纯度和化学纯度检测,如图5-11。分析条件如下。

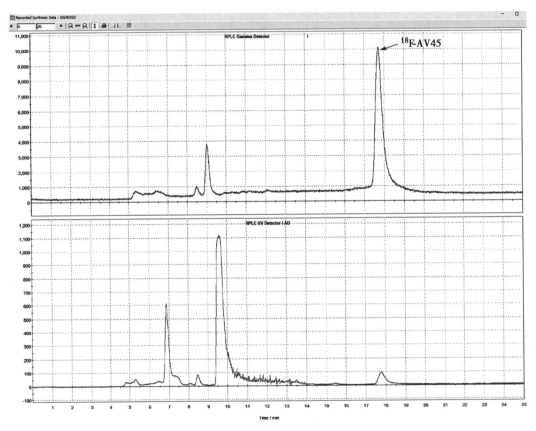

图5-11 ^{18}F-AV45的HPLC

（1）流动相为体积分数:乙腈:水=55:45,流速为 6ml/min,紫外检测波长为 350nm。

（2）产品在室温放置 2、4、6 小时,使用 HPLC 检测放射化学纯度以确定其稳定性。

（3）此外,依次对 3 个批次的产品进行外观、颜色和澄明度的检查,利用精密 pH 试纸测量 pH,利用半衰期计算方法进行核素纯度检测,还须检测其细菌内毒素、无菌性。

（三）检查前准备

1. 受检者检查前无需特殊准备,可正常进食。

2. 受检者检查前停用 AD 治疗药物 24 小时。

3. 受检者检查前应在安静状态下平静休息至少 30 分钟。

4. 受检者检查前尽量排空膀胱。

5. 对于需要镇静的受检者,应在给药前就注射 ^{18}F-AV45,以尽量减少镇静剂的影响。

6. 医师应依据检查申请单明确检查目的和要求,在开始检查前掌握被检查者的症状、体征、既往史、相关实验室检查等,采集受检者的详细资料,包括年龄、性别、身高、体重情况等。须及时告知受检者检查前的注意事项并做好解释工作,消除受检者紧张心理,取得合作。检查过程中需要要求受检者全程保持清醒状态。

（四）受检者体位

受检者应取仰卧位,头颅固定于头托,也可使用胶带或其他柔性支撑物以减少头部移动。双上肢置于身体两侧。

（五）数据采集

首先通过低剂量 CT 或 MR 采集定位相确定扫描范围,扫描范围为完整头部。依次完成低剂量 CT/MR 扫描和脑 PET 动态或静态采集,确保 PET 与 CT 或 MR 的图像在轴位上匹配。其中,动态采集要求护士于扫描床旁注射显像剂的同时,技师进行 PET 图像的采集,采集持续时间为 70 分钟;患者于注射显像剂后在安静环境中等候 50 分钟,然后进行静态采集,采集持续时间为 20 分钟。

（六）数据处理及图像重建

图像采用 TrueX 方法进行重建。在 PET 图像数据采集时,用重建完成的低剂量 CT 或 MR 数据对其进行同步的衰减校正,应根据实际机型选择相应衰减校正方式。PET 数据采集完成后,将重建后的 PET 图像与 CT 或 MR 图像进行融合,如图 5-12 为 ^{18}F-AV45 阴性融合显像结果。受检者扫描完成后,由技师将重建图像上传至诊断工作站。医生初步浏览图像,确定图像达到检查要求后,通知受检者离开,同时告知其多饮水,促进放射性药物的排出,并注意辐射防护,之后进行阅片并书写报告。

【实验总结】

1. Aβ 沉积是阿尔茨海默病等神经退行性疾病的早期病理标志物,通过 ^{18}F-AV45 PET 图像的判读,可以确定患者脑内是否存在 Aβ 异常沉积,有助于疾病的早期诊断和治疗,是目前 AD 神经病理学诊断中不可或缺的方法。

2. 掌握 ^{18}F-AV45 PET 扫描的适应证、注意事项及检查前准备。

3. 了解 ^{18}F-AV45 放射性药物的合成流程与质控。

4. 对 PET 检查的放射防护要给予充分的重视。

【实验思考】

1. ^{18}F-AV45 PET 检查前为什么需要在安静状态下休息至少 30 分钟?

2. ^{18}F-AV45 阳性显像结果是否能够确诊 AD 或者相关认知功能障碍?

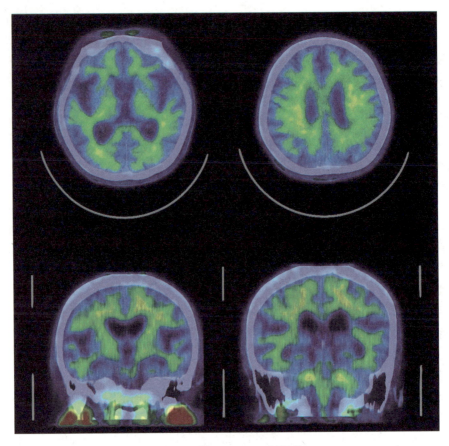

图 5-12 ^{18}F-AV45 阴性显像

第六章 回旋加速器

实验一 参观回旋加速器机房

【实验概述】

回旋加速器机房大致可分为主机房、气瓶间、控制室、合成热室、层流机房、质控室及放化实验室等。主机房安放回旋加速器主机,用于生产正电子放射性核素。气瓶间放置回旋加速器在生产过程中需要的压缩气体。

回旋加速器生产的正电子放射性核素需要在合成热室内,根据需求与相应合成前体合成放射性药物。合成结束后,采用气体推送方式将合成后的放射性药物传送到无菌真空瓶。无菌真空瓶放置在密闭的铅罐中,工作人员将铅罐转移至传递窗,传递至质控室做质控。经质控合格后,放射性药物经过自动(或人工)分装,再通过专用轨道传送至注射室。

【实验目的】

1. 了解回旋加速器机房布局。

2. 熟悉回旋加速器设备的结构与工作原理。

3. 熟悉正电子药物合成系统的工作原理。

【工作原理】

1. **回旋加速器的工作原理** 离子源系统产生的负氢离子(离子源)在离子源偏压作用下被推至离子源通道并进入加速区域。在加速区域,负离子束流在磁场(D形盒)的作用下不断发生偏转,在高频作用下不断获得能量而加速。加速后,束流的运动半径也随之增大,其运动轨迹类似于螺旋形。获得加速的负离子束流到达提取半径后,通过碳膜(提取膜)时,其与氢核结合松散的两个电子被剥离,束流从负电性变成正电性,它所受到的磁场作用力的方向发生转变,从而带正电荷的束流转向出口飞行并轰击靶,产生带正电的放射性核素。

2. **正电子药物合成系统的工作原理** 回旋加速器生产的正电子放射性核素由于半衰期短,需要快速标记,全自动合成器能很好满足上述要求。全自动合成器的原理是基于实验室单元操作的模块设计概念,将一个多步的化学合成过程分解为单元操作(如加入试剂、去除溶剂、溶剂萃取、固相提取、层析、除菌等),设定参数(试剂、温度、反馈参数、体积、浓度等)后通过计算机程序化控制和负反馈调节控制各单元操作过程。在全自动合成器中,加入试剂、移液、溶剂混合等操作通过真空或加压装置自动完成,每一操作的开始由"on/off"指令控制由电子开关支配的阀门确定;各步化学反应的结束及加热、冷却等过程由计算机程序控制,并以监测器测定的温度、蒸气力、液面高度、放射性等作为反馈信号通过负反馈调节对单元操作实时控制。通过程序逻辑控制和紫外检测器系统进行纯度检测,最后经无菌过滤器除菌,得到可供临床应用的产品。

【实验要求】

1. 了解回旋加速器机房布局 主机房、气瓶间、控制室、合成热室、层流机房、质控室及放化实验室。

2. 熟悉回旋加速器设备的结构 磁场系统、射频系统、离子源系统、束流引出系统、靶系统、真空系统、冷却系统、控制系统、自屏蔽系统及诊断系统。

3. 熟悉回旋加速器及正电子药物合成系统的工作原理 离子源系统产生的负氢离子(离子源)在离子源偏压作用下被推至离子源通道并进入加速区域,在电磁场作用下加速,轰击靶材料,通过核反应产生放射性核素。放射性核素经特殊管道传到合成热室后,启动计算机合成程序,自动将核素与合成前体合成放射性药物。

【实验器材及耗材】

1. 回旋加速器。

2. 正电子药物合成系统。

【实验注意事项】

1. 回旋加速器运行过程中会产生强辐射,进入机房须时刻具有安全防护意识,未经允许严禁擅自进入。

2. 放射性药物合成室需要无菌环境,进出合成室须在工作人员指引下更换衣服、鞋帽及做好相应的清洗。

【实验方法及步骤】

1. 回旋加速器机房布局 听从工作人员讲解回旋加速器机房布局,了解加速器机房设计方案,如图 6-1 所示。

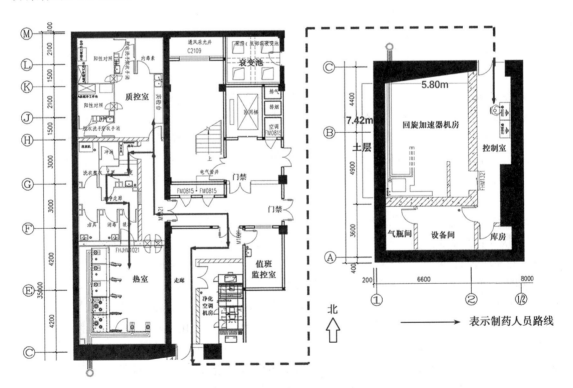

图 6-1 回旋加速器机房布局图

2. **主机房**　参观回旋加速器主机,听从工作人员讲解回旋加速器设备构成与工作原理,如图 6-2 所示。

3. **气瓶间、控制室**　参观气瓶间、控制室,听从工作人员讲解。气瓶间如图 6-3 所示。

4. **正电子药物合成系统**　参观正电子药物合成系统,听从工作人员讲解正电子药物合成过程。合成热室如图 6-4 所示。

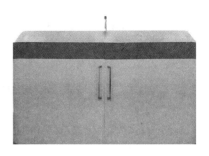

图 6-2　回旋加速器外观图

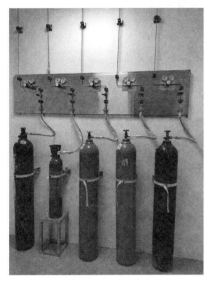

图 6-3　气瓶间

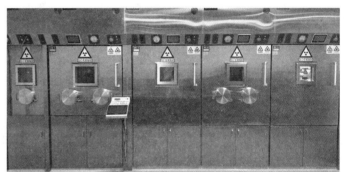

图 6-4　合成热室

【实验总结】

1. 医用回旋加速器在生产正电子药物过程中,加速器机器及其周围会产生非常强的辐射性。加速器大多带有自屏蔽体,内含硼砂化合物及混凝土成分,可以把 95% 以上有害放射性辐射线阻挡在加速器主体附近较小的范围内,避免对周围环境及操作人员的辐射损伤,剩余有害放射性辐射线利用机房四周墙壁浇筑相应厚度的混凝土来防护。另外入门处要做迷道设计,以更好地保护周围环境,同时避免对工作人员的辐射损伤。主机房墙壁须根据加速器能量达到相应的防护级别。气瓶间放置加速器在生产过程中需要的氢气、氦气、氮气等压缩气体,所以在机房设计及建设时,要充分考虑泄漏及防爆问题。

2. 放射性药物合成房间洁净度须达到十万级水平,以保证生产的放射性药物的无菌标准,同时符合国家环保要求。放射性药物的合成及分装均在合成热室内完成,合成模块及分装模块均放置于模块箱体内。合成模块箱在模块箱六面用铅砖做严格放射防护,并在模块箱体内设置专用排风系统,保持箱体内负压状态。合成热室机房四周墙壁浇筑相应厚度的混凝土来保护工作人员及环境。进出合成热室的通道根据功能分为人流通道和物流通道,保证人流和物流分离。人流通道设置一更、二更:在一更处设置衣帽间,工作人员进出时均须更换衣服、鞋帽;二更处放置洗手池和自动烘干器。机房内须设置专门清洁间,放置专用清洁用具。另外,在合成热室和质控室与放化室之间须设置传递窗口,以方便将合成药物传递到质控室和放化实验室,做相应的质控和试验。

【实验思考】

1. 回旋加速器的工作原理是什么?

2. 正电子药物合成系统的工作原理是什么?

实验二　放射性核素的加速器制备

【实验概述】

PET 显像所需的正电子核素如 ^{18}F(氟-18)、^{11}C(碳-11)、^{13}N(氮-13)、^{15}O(氧-15)等的半衰期都很短,依赖于回旋加速器即时生产制备。

【实验目的】

1. 掌握回旋加速器生产的正电子核素的种类。

2. 熟悉 ^{18}F 的生产过程。

3. 了解 ^{11}C、^{13}N 及 ^{15}O 的生产过程。

【工作原理】

1. ^{18}F 的生产　^{18}F 的半衰期为 109.7 分钟,生产 ^{18}F 最常用的路线是 ^{18}O(p,n)^{18}F。靶为富氧水 $H_2^{18}O$,靶体由钛、钛与不锈钢的合金或银制备,靶窗用铝或钛膜制备。所用质子能量为 17→11MeV,束流 10~20μA,产额为 296~2 590MBq/(μA·h),轰击时间一般在 60~80 分钟。为提高反应截面和有效散热,靶中 $H_2^{18}O$ 应尽量少。为了防止在照射过程中水的沸腾,可在靶中充入氦、氮等惰性气体增大压力,或关闭阀门使靶中压力自行增大。在照射中应随时监测靶压力的变化,使靶压力在所控制的范围内。前面靶窗用氦冷却,靶后面用水冷却。靶的结构如图 6-5 所示。

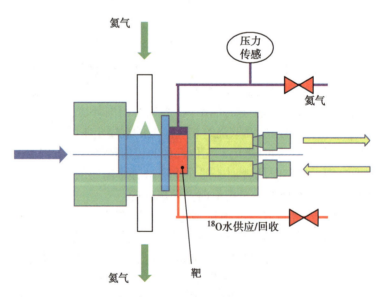

图 6-5　靶结构示意图

2. ^{11}C 的生产　^{11}C 的半衰期为 20.4 分钟,生产 ^{11}C 的最常用的路线是 ^{14}N(p,α)^{11}C。靶为含有微量氧气的高纯度氮气,靶体由铝或铝合金制备,靶窗用钛或不锈钢膜制备。

$^{14}N(p,\alpha)^{11}C$ 反应同时有 $^{14}N(p,pn)^{13}N$ 反应相竞争,根据二者的激发函数,所用质子的能量为 13→3MeV 时,^{13}N 杂质含量很少。束流通常为 45μA,轰击时间 0.7 小时,可获得>74GBq、比活度约为 1.11GBq/μmol 的 ^{11}C。得到的 ^{11}C 的化学形态是 $^{11}CO_2$,它可以直接用于化学合成,也可通过液氮冷凝收集,或者通过分子筛吸附收集,以制备 ^{11}C 的标记试剂。如果用含 5% 氢气的高纯度氮气作靶,可得到 $^{11}CH_4$。

3. ^{13}N 的生产　^{13}N 的半衰期为 9.96 分钟,生产 ^{13}N 的最常用的路线是 $^{16}O(p,\alpha)^{13}N$。靶为高纯度的水(纯度为 99.99%),靶体由镍或钛制备,靶窗用钛膜制备。所用质子的能量为 17→7MeV。束流通常为 30μA,用 17MeV 的质子轰击 10 分钟,可获得约 20.35GBq 的 ^{13}N。得到的 ^{13}N 的化学形态是 $^{13}NO_3^-$ 和 $^{13}NO_2^-$,可通过还原转换为 $^{13}NH_3$。

4. ^{15}O 的生产　^{15}O 的半衰期为 122 秒,生产 ^{15}O 的最常用的路线是 $^{14}N(d,n)^{15}O$。靶为高纯度的氮气,靶体由铝合金制备,靶窗用钛膜制备。此反应同时有 $^{14}N(d,t)^{13}N$ 和 $^{14}N(d,\alpha n)^{11}C$ 反应相竞争,根据三者的激发函数,所用氘的能量为 10→8MeV 时,^{13}N 和 ^{11}C 杂质含量很少。束流通常为 20~50μA,产额为 185~296MBq/(μA·min)。

【实验要求】

1. 掌握回旋加速器生产的正电子核素 ^{18}F、^{11}C、^{13}N、^{15}O 及其半衰期。

2. 熟悉 ^{18}F 的生产过程　生产 ^{18}F 最常用的路线是 $^{18}O(p,n)^{18}F$。

3. 了解 ^{11}C、^{13}N 及 ^{15}O 的生产过程　生产 ^{11}C 的最常用的路线是 $^{14}N(p,\alpha)^{11}C$;生产 ^{13}N 的最常用的路线是 $^{16}O(p,\alpha)^{13}N$;生产 ^{15}O 的最常用的路线是 $^{14}N(d,n)^{15}O$。

【实验器材及耗材】

1. 回旋加速器。

2. 制备正电子核素所需原料。

【实验注意事项】

1. 回旋加速器生产正电子核素过程中会产生强辐射,未经允许,严禁擅自进入机房。

2. 放射性药物制备过程需要无菌环境,进出相应房间须在工作人员指引下更换衣服、鞋帽及做好相应的清洗。

【实验方法及步骤】

1. ^{18}F 的生产

(1)填靶:通过回旋加速器控制将 $H_2^{18}O$ 填充到靶室内,充填氦气达到适宜压力。

(2)启动回旋加速器:点击回旋加速器"START",回旋加速器从待机状态启动,离子源系统、磁场系统、射频系统、氦冷系统等启动。

(3)打靶:设定打靶时间、束流强度,点击"开始打靶",回旋加速器进入打靶运行阶段。

(4)回收 ^{18}F:打靶时间到,关闭回旋加速器,点击"回收",回收 ^{18}F 到指定容器或者药物合成系统中。

2. ^{11}C 的生产

(1)填靶:通过回旋加速器控制将含有微量氧气的氮气填充到靶室内,并达到适宜压力。

(2)启动回旋加速器:点击回旋加速器"START",回旋加速器从待机状态启动,离子源系统、磁场系统、射频系统、氦冷系统等启动。

(3)打靶:设定打靶时间、束流强度,点击"开始打靶",回旋加速器进入打靶运行阶段。

(4)回收 ^{11}C:打靶时间到,关闭回旋加速器,点击"回收",回收 ^{11}C 到指定容器或者药物合成系统中。

3. ^{13}N 的生产

（1）填靶：通过回旋加速器控制将含有微量乙醇的水溶液填充到靶室内,充填氦气达到适宜压力。

（2）启动回旋加速器：点击回旋加速器"START",回旋加速器从待机状态启动,离子源系统、磁场系统、射频系统、氦冷系统等启动。

（3）打靶：设定打靶时间、束流强度,点击"开始打靶",回旋加速器进入打靶运行阶段。

（4）回收 ^{13}N：打靶时间到,关闭回旋加速器,点击"回收",回收 ^{13}N 到指定容器或者药物合成系统中。

4. ^{15}O 的生产

（1）填靶：通过回旋加速器控制将高纯氮气填充到靶室内,并达到适宜压力。

（2）启动回旋加速器：点击回旋加速器"START",回旋加速器从待机状态启动,离子源系统、磁场系统、射频系统、氦冷系统等启动。

（3）打靶：设定打靶时间、束流强度,点击"开始打靶",回旋加速器进入打靶运行阶段。

（4）回收 ^{15}O：打靶时间到,关闭回旋加速器,点击"回收",回收 ^{15}O 到指定容器或者药物合成系统中。

【实验总结】

1. 回旋加速器中粒子束流的能量一般是一个固定参数。粒子束流的强度在一定范围内是可控可选的。在生产核素时,首先选择适当的核反应,并根据所需的总量来决定束流强度和轰击时间。在相同的时间,用同样能量的粒子轰击同一靶物质时,束流越高,其核素的产额越高。^{18}F 的半衰期为 109.7 分钟,轰击时间一般要求在该核素的 1~2 个半衰期内完成,在该时间内,延长轰击时间,可以提高核素的产额,但轰击时间太长,由于核素的衰变,产额增加不明显。另外,在一定的轰击条件下,产额的高低也依赖于靶的设计和构造以及靶物质的化学形式。

2. 与其他正电子核素（^{11}C、^{13}N、^{15}O）相比,^{18}F 有如下优点：①半衰期较长,有相对较充足的标记和显像时间；②标记灵活,可标记芳烃、烷烃和含氨基、羟基、巯基的化合物等多种类型的有机化合物；③可取代有机分子中的氢原子、羟基和其他卤原子等。

【实验思考】

1. PET 显像所需的正电子核素,需要回旋加速器即时制备的原因是什么？

2. ^{18}F 与其他正电子核素相比,有哪些优点？

第七章　内分泌系统检查技术

实验一　甲状腺摄 ^{131}I 率测定

【实验概述】

甲状腺摄 ^{131}I 率测定是了解甲状腺碘代谢的常用方法。甲状腺具有摄取和浓聚碘的能力，而碘参与甲状腺相关激素的合成和分泌的全过程。甲状腺摄碘率测定在甲亢、甲状腺炎的鉴别诊断，甲状腺疾病 ^{131}I 治疗剂量的确定等方面有较高的临床价值。

【实验目的】

1. 掌握甲状腺摄 ^{131}I 率测定的检查前准备。

2. 掌握甲状腺摄 ^{131}I 率测定的具体操作方法及步骤。

3. 熟悉甲状腺摄 ^{131}I 率测定检查仪器。

4. 了解甲状腺摄 ^{131}I 率测定的原理。

5. 了解甲状腺摄 ^{131}I 率测定的适应证、禁忌证。

【工作原理】

碘是甲状腺合成甲状腺激素的重要原料之一，甲状腺具有选择性摄取和浓聚碘的功能。^{131}碘（ ^{131}I）与 ^{127}碘（ ^{127}I，稳定碘）具有相同的生化性质，但 ^{131}I 具有放射性，能释放 γ 射线。在空腹条件下口服 ^{131}I 后，^{131}I 可被甲状腺滤泡上皮细胞摄取、浓聚，其摄取的量及速度与甲状腺的功能状态有关。利用 ^{131}I 能发射 γ 光子的特点，在体外用甲状腺功能仪探测在不同时间点甲状腺部位的放射性计数率，根据甲状腺摄 ^{131}I 的数量和速度及释放的速率来判定甲状腺功能状态。

【实验要求】

1. 熟悉甲状腺摄 ^{131}I 率测定检查仪器及操作步骤。

2. 掌握检查前准备，检查的时间点，给药方式及给药后注意事项的交代等。

3. 能够保证检查的顺利进行及检查的结果达到临床诊断的目的。

【实验器材及耗材】

1. 甲状腺摄 ^{131}I 率测定检查仪器。

2. 放射性药物 Na^{131}I 溶液或胶囊 74~370kBq（2~10μCi）。

【实验注意事项】

1. 检查当日应空腹。

2. 口服 Na^{131}I 溶液或胶囊 74~370kBq（2~10μCi）后建议继续空腹 2 小时，以免影响药物的吸收。

3. 测量前先测定室内本底计数及标准源计数（与测量甲状腺部位计数时间一致，为 60 秒）。

4. 在服药后严格按照时间点 2、4、24 小时（或 2、6、24 小时）分别测量甲状腺部位的放射性计数，每次 60 秒。

【实验方法及步骤】

1. 适应证、禁忌证的确认

（1）适应证

1）甲状腺功能亢进症 ^{131}I 治疗剂量的计算。

2）甲状腺功能亢进症和甲状腺功能减退症的辅助诊断。

3）亚急性甲状腺炎或慢性淋巴细胞性甲状腺炎的辅助诊断。

4）了解甲状腺的碘代谢或碘负荷情况，鉴别诊断高碘和缺碘性甲状腺肿。

5）用于甲状腺激素抑制试验和甲状腺兴奋试验。

（2）禁忌证：妊娠妇女和哺乳期妇女以及近期内做过放射性核素检查者。

2. 实验剂 Na^{131}I 溶液或胶囊。

3. 检查前的准备

（1）含碘食物及某些药物影响测定结果，测定前必须停用一定时间后方可进行此项检查（详见主教材《核医学影像技术学》表 7-1）。

（2）检查当日应空腹。

（3）近期内做过放射性核素检查者不能做此项检查。若短期内同一患者重复测量摄 ^{131}I 率，要在口服 ^{131}I 溶液前先测定甲状腺部位 ^{131}I 残留本底，计算时予以扣除。

（4）摄 ^{131}I 率测定也可以采用两个时间点，但应包括 24 小时摄 ^{131}I 率。

（5）儿童慎用，剂量减半。

（6）^{131}I 也可由乳汁分泌，如哺乳期妇女必须做此检查，服 ^{131}I 后应停止哺乳 48 小时以上。

4. 受检者体位 受检者上机后取坐位，头稍仰，充分暴露颈部甲状腺位置。采集过程中受检者保持体位制动状态，平静均匀地呼吸。

5. 本底计数采集 测量 60 秒本底计数。确保周围环境没有放射污染。带药候检患者要远离检查室，以避免本底辐射影响。

6. 标准源数据采集 将相等活度的 Na^{131}I 溶液或胶囊加入试管，放进专用颈模内，测量相同时间的标准源计数。

7. 甲状腺计数数据采集 受检者服药后分别于 2、4、24 小时（或 2、6、24 小时）将甲状腺对准探头固定位置，测量相同时间的甲状腺部位的放射性计数。每次检测时的探测位置应尽量一致，以保证可比性。

8. 数据处理及分析 按下列公式计算出不同时间甲状腺摄 ^{131}I 率。

$$甲状腺摄\,^{131}I\,率 = \frac{甲状腺部位计数率（cpm）-本底计数率（cpm）}{标准源计数率（cpm）-本底计数率（cpm）} \times 100\%$$

以甲状腺摄 ^{131}I 率为纵坐标，时间为横坐标作图，绘制甲状腺摄 ^{131}I 率曲线，如图 7-1 所示，为常见摄 ^{131}I 率曲线。本方法可用于测量 ^{131}I 在甲状腺内的有效半衰期（effective half life，T$_{eff}$），评估 ^{131}I 在甲状腺内的代谢速度。

【实验总结】

正常人甲状腺摄 ^{131}I 率随时间逐渐上升，24 小时达高峰。由于不同地区、不同时期饮食中含碘量不同，以及测量仪器和方法的不同，甲状腺摄 ^{131}I 率的正常参考值有较大差异。各地区应建立自己的正常参考值及诊断标准。一般来说，2 小时的摄 ^{131}I 率为 10%~30%，4 小时为 15%~40%，24 小时为 25%~60%，女性多高于男性，儿童及青少年较成人高，且年龄越小越明显。

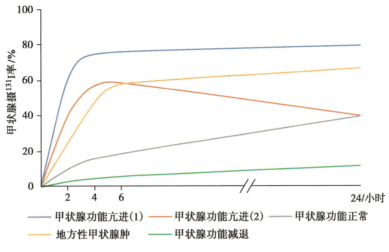

图 7-1　正常及常见甲状腺疾病摄 ^{131}I 率曲线示意图

虽然正常值范围可有不同,但相对不变的是 24 小时内甲状腺摄 ^{131}I 率的整体变化规律,可以用来判断甲状腺疾病。

【实验思考】

1. 影响甲状腺摄 ^{131}I 碘率测定的原因有哪些? 在临床实际操作过程中该如何避免?
2. 甲状腺摄 ^{131}I 碘率测定在临床中的应用有哪些?

实验二　甲状腺显像

【实验概述】

甲状腺是人体最大的内分泌腺体,位于颈前甲状软骨下方、气管前方。甲状腺形似蝴蝶,分左右两叶,由峡部相连。甲状腺的主要功能是合成、贮存和分泌甲状腺激素,调节靶器官的重要生理活动。甲状腺功能受下丘脑-垂体-甲状腺轴和甲状腺自身的调节。临床上出现甲状腺功能异常时,可有不同的影像表现。

一、甲状腺血流灌注显像

【实验目的】

1. 掌握甲状腺血流灌注显像的检查前准备。
2. 掌握甲状腺血流灌注显像的具体操作方法及步骤。
3. 熟悉甲状腺血流灌注显像检查仪器。
4. 了解甲状腺血流灌注显像的显像原理。
5. 了解甲状腺血流灌注显像的适应证、禁忌证。

【工作原理】

将放射性核素经静脉"弹丸"式注射后,用 γ 相机(或 SPECT)对随动脉血流流经甲状腺的示踪剂的流量、流速,以及被甲状腺摄取的情况进行动态显像,从而获得甲状腺及其病灶处的血流灌注及功能状态情况,又称甲状腺动态显像。通常与甲状腺静态显像或肿瘤阳性显像一次进行。

【实验要求】

1. 熟悉甲状腺血流灌注显像检查仪器及操作步骤。

2. 掌握检查前准备、注意事项的交代等。

3. 能够保证检查的顺利进行及显像图像达到影像诊断的目的。

【实验器材及耗材】

1. SPECT/CT。

2. 显像剂 $^{99m}TcO_4^-$。

3. 给药方式 经静脉"弹丸"式注射,成人一次剂量 370~740MBq(10~20mCi),儿童酌减。

【实验注意事项】

1. 平行孔低能准直器探头尽可能贴近患者,以保证分辨力。

2. 患者注药前应去除衣物对注药肢体的束缚,以免造成放射性药物滞留。

3. 与患者沟通好,检查全过程头颈部不能移动。

4. Zoom 系数以靶器官的影像占据视野的 80% 为参照,适当调整。

5. 弹丸式注射时,宜选择肘静脉较大的静脉血管,显像剂的体积应小于 1ml,推注药物时应先推药再松止血带,一般不选用留置针注射,以保证弹丸注射的质量。如甲状腺有结节,则取对侧肘静脉注射显像剂。

【实验方法及步骤】

1. 适应证、禁忌证的确认

(1)适应证

1)观察甲状腺功能亢进症和甲状腺功能减退时的甲状腺血流灌注。

2)了解甲状腺结节血运情况,帮助判断甲状腺结节性质等。

(2)禁忌证:无明确禁忌证,妊娠、哺乳期妇女酌情应用此检查。

2. 显像剂 $^{99m}TcO_4^-$。

3. 检查前的准备 患者取仰卧位,肩下垫一枕头,颈部呈过度伸展状,充分暴露甲状腺部位。

4. 受检者体位 患者仰卧于扫描床上,充分伸展颈部。

5. SPECT 数据采集 采用低能高灵敏度平行孔准直器(LEHR),"弹丸"式给药后立即开始采集,矩阵 64×64 或 128×128,能峰 140keV,窗宽 20%,放大倍数 1.5~2.0,2 秒/帧,连续采集 16 帧,或 1 秒/帧,连续采集 32 帧。

6. 数据处理及图像重建 采用感兴趣区(ROI)技术绘制出甲状腺血流和颈部血流的时间-放射性曲线,由曲线计算出甲状腺动脉和颈动脉血流的峰时和峰值,以及甲状腺结节部位与对侧相应部位的甲状腺血流比值。

【实验总结】

"弹丸"注射显像剂后 8~12 秒,可见双侧颈动脉对称显影,此时甲状腺区无明显显像剂聚集,10~18 秒,甲状腺开始显影,且随时间延长甲状腺摄取显像剂增多,影像逐渐清晰,至 22 秒左右甲状腺内放射性超过颈动静脉,放射性分布趋于均匀一致(图 7-2)。当甲状腺功能正常时,颈动脉-甲状腺通过时间平均为 2.5~7.5 秒。

【实验思考】

1. 影响"弹丸"式注射在甲状腺血流灌注显像中的因素有哪些?实际操作过程中怎么避免?

2. 针对后续的甲状腺静态显像的凉/冷结节,如何结合甲状腺血流灌注显像对其进行性质的判定?

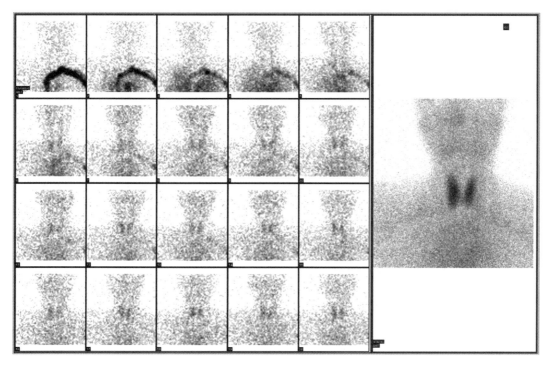

图 7-2　正常甲状腺血流灌注显像

二、甲状腺静态显像

【实验目的】

1. 掌握甲状腺静态显像的检查前准备。

2. 掌握甲状腺静态显像的具体操作方法及步骤。

3. 了解甲状腺静态显像的显像原理。

4. 了解甲状腺静态显像的适应证及禁忌证。

【工作原理】

正常甲状腺组织具有很强的选择性摄取和浓聚碘、锝等的能力。将碘或锝引入体内后，即可被有功能的甲状腺组织所摄取，在体外用显像仪（γ相机或 SPECT）探测其所发出的 γ 射线在甲状腺组织内的分布情况，即可观察甲状腺的位置、形态、大小及功能状态。

【实验要求】

1. 熟悉甲状腺静态显像检查仪器及操作步骤。

2. 掌握检查前准备、注意事项的交代等。

3. 能够保证检查的顺利进行及显像图像达到影像诊断的目的。

【实验器材及耗材】

1. SPECT/CT。

2. 显像剂　$^{99m}TcO_4^-$。

3. 给药方式　静脉注射，成人一次剂量 370~740MBq（10~20mCi），儿童酌减。

【实验注意事项】

1. 患者检查时应去除颈区饰品及遮蔽物，以避免对显像结果造成影响。

2. 平行孔准直器探头尽可能贴近患者,以保证分辨力。

3. 使用针孔准直器时调整距离,以使靶器官影像占据视野的80%。一般情况下所有患者都使用一致的探测距离,可以方便患者甲状腺大小的对比。

4. 采集视野可以包含颌下腺、腮腺等参照影像。

5. 一定保证足够的采集总计数。

6. 如采集图像疑似食管显影,应让患者进食、进水后再次显像加以鉴别。

7. 结节定位要准确。若结节与甲状腺组织有重叠,须加作斜位、侧位或断层来鉴别结节功能。

【实验方法及步骤】

1. 适应证、禁忌证的确认

(1)适应证

1)了解甲状腺的位置、形态、大小及功能状态。

2)颈部包块与甲状腺关系的鉴别。

3)异位甲状腺的诊断。

4)甲状腺结节功能状态的判定。

5)甲状腺术后残余组织及其功能的估计。

6)甲状腺炎的辅助诊断。

7)寻找甲状腺癌转移灶及疗效评价。

8)^{131}I 治疗前计算甲状腺功能组织的重量。

(2)禁忌证:无明确禁忌证,妊娠、哺乳期妇女酌情应用此检查。

2. 显像剂　$^{99m}TcO_4^-$。

3. 检查前的准备　患者取仰卧位,肩下垫一枕头,颈部呈过度伸展状,充分暴露甲状腺部位。

4. 受检者体位　患者仰卧于扫描床上,充分伸展颈部。

5. SPECT 数据采集　静脉注射显像剂后 20~30 分钟进行甲状腺静态显像。常规采集前后位像,必要时采集斜位或侧位图像。采用针孔准直器或低能通用/低能高分辨(LEGP/LEHR)平行孔准直器,矩阵 256×256 或 128×128,能峰 140keV,窗宽 20%,放大系数以靶器官的影像占据视野的 80% 为参照进行调整。

6. 断层融合数据采集　LEGP/LEHR 平行孔准直器,矩阵 64×64 或 128×128,放大倍数(Zoom)1.0,能峰 140keV,窗宽 20%。探头旋转角度 6°/帧或 10°/帧;计时采集 5~10 秒/帧。

7. CT 数据采集及图像重建　低剂量 CT 100keV,50~80mAs,扫描层厚 2~6mm,重建层厚 1~5mm。

【实验总结】

正常甲状腺形态呈蝴蝶形(图7-3),分左右两叶,居气管两侧,两叶的下 1/3 处由峡部相连,有时峡部缺如。两叶甲状腺显像剂分布均匀,边缘基本整齐光滑,右叶常大于左叶,峡部及两叶周边因组织较薄而放射性略稀疏。正常甲状腺两叶发育可不一致,可形成多种形态变异,少数患者可见甲状腺锥体叶变异(图7-4)。

【实验思考】

简述甲状腺结节在甲状腺静态显像的表现类型和临床意义。

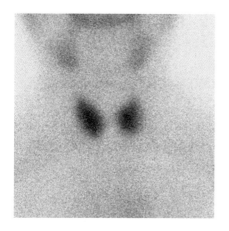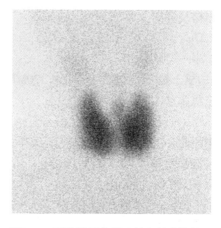

图 7-3　正常甲状腺静态显像图　　　图 7-4　甲状腺显像显示峡部伸出锥体叶

实验三　甲状旁腺显像

【实验概述】

正常人有四个甲状旁腺,多位于颈部左右两侧,上下各一对。上甲状旁腺多位于甲状腺上极后方,下甲状旁腺位置变异较多,多位于甲状腺下极前方或后外方,也可位于纵隔内。甲状旁腺的功能主要是分泌甲状旁腺激素,维持体内钙的平衡,其功能正常时因体积小,目前的显像方法一般不能显示。目前所用的显像剂 ^{99m}Tc 标记甲氧基异丁基异腈(^{99m}Tc-MIBI)可以聚集于功能亢进的甲状旁腺组织,被广泛地用于甲状旁腺显像,不仅可提供病变组织的位置、大小,还可了解其功能状态,对指导手术有重要意义。

【实验目的】

1. 掌握 ^{99m}Tc-MIBI 甲状旁腺显像的具体操作方法及步骤。

2. 熟悉甲状旁腺显像的显像剂类型及各显像剂的优劣。

3. 了解 ^{99m}Tc-MIBI 甲状旁腺双时相法的显像原理。

4. 了解 ^{99m}Tc-MIBI 甲状旁腺双时相法的适应证、禁忌证。

【工作原理】

^{99m}Tc-MIBI 能被功能亢进或增生的甲状旁腺组织摄取,而正常的甲状旁腺组织摄取极低。^{99m}Tc-MIBI 在甲状旁腺细胞内聚集的机制可能与病变局部血流增加、组织功能亢进及 Na^+-K^+-ATP 酶活性增高有关。同时,^{99m}Tc-MIBI 也能被正常的甲状腺组织摄取。^{99m}TcO$_4^-$ 只能被甲状腺组织摄取,而不能被甲状旁腺摄取。通过计算机图像处理的减影技术,将 ^{99m}Tc-MIBI 的图像减去 ^{99m}TcO$_4^-$ 的图像,即可获得甲状旁腺影像。

此外,^{99m}Tc-MIBI 能同时被正常甲状腺组织和功能亢进的甲状旁腺组织摄取,但其从亢进的甲状旁腺组织洗出速度比正常甲状腺组织慢,通过双时相法(double phase study),将早期影像和延迟影像进行比较,可获得功能亢进的甲状旁腺病灶影像。

【实验要求】

1. 熟悉甲状旁腺显像检查仪器及操作步骤。

2. 掌握 ^{99m}Tc-MIBI 药物的配制方法、检查前准备、检查方法等。

3. 能够保证检查的顺利进行及显像图像达到影像诊断的目的。

【实验器材及耗材】

1. SPECT/CT。

2. 显像剂 ^{99m}Tc-MIBI。

3. 给药方式 静脉注射 ^{99m}Tc-MIBI 370MBq（10mCi），儿童按 11.1MBq/kg 给药。

【实验注意事项】

1. 患者无需特殊准备。仰卧位，颈部平伸，去除颈部金属饰物或衣领较明显的金属纽扣等。

2. 显像范围应包括颈部及上纵隔，应做前后位显像。

【实验方法及步骤】

1. 适应证、禁忌证的确认

（1）适应证：甲状旁腺功能亢进的诊断及术前定位；异位甲状旁腺的诊断。

（2）禁忌证：妊娠期妇女禁用，哺乳期妇女慎用。

2. 显像剂 ^{99m}Tc-MIBI。

3. 检查前的准备 无需特殊准备。

4. 受检者体位 仰卧位，颈部平伸，双臂平放在身体两侧。

5. SPECT 数据采集 注射显像剂后分别于 15 分钟、1~2 小时进行早期及延迟显像。扫描体位为前位，采用 LEGP/LEHR 平行孔准直器，能峰 140keV，窗宽 20%。扫描范围：全身（颅顶至大腿中段），扫描速度 10~15cm/min，矩阵 1 024×256；颈胸部（听眦线至膈肌上缘），矩阵 256×256 或 128×128，Zoom 系数以靶器官的影像占据视野的 80% 为原则适当调整，计数采集 100~300k 或计时采集 3~5 分钟。

6. 断层融合数据采集 LEGP/LEHR 平行孔准直器，矩阵 64×64 或 128×128，Zoom 系数 1.0，能峰 140keV，窗宽 20%。探头旋转角度 6°/帧或 10°/帧；计时采集 5~10 秒/帧。

7. CT 数据采集及图像重建 通过采集定位片确定扫描范围，范围应包括颈部及上纵隔，低剂量 X-CT 100keV，50~80mAs，扫描层厚 2~6mm，重建层厚 1~5mm。

【实验总结】

甲状旁腺显像主要用于诊断和定位功能亢进的甲状旁腺，为手术提供病灶位置、大小、功能等信息。原发性甲状旁腺功能亢进症（primary hyperparathyroidism）的病因包括甲状旁腺腺瘤（单发约占 80%，多发约占 1%~5%，如图 7-5），甲状旁腺增生（占 12%），甲状旁腺癌（占

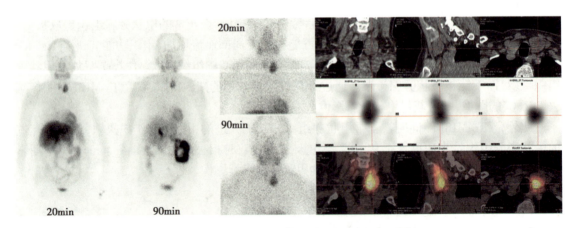

图 7-5 甲状旁腺腺瘤 ^{99m}Tc-MIBI 双时相显像

在甲状腺左叶下极见 ^{99m}Tc-MIBI 摄取增高区，术后病理为甲状旁腺腺瘤。

1%~2%）。甲状旁腺腺瘤、癌多为单个显像剂浓聚区,增生则多为一个以上的显像剂浓聚区。继发性甲状旁腺功能亢进显像则多表现为一个以上的显像剂浓聚区。

甲状旁腺显像时,如病灶较小、部位较深、病变 MIBI 清除与甲状腺差异不大,可出现假阴性。一般对腺瘤的检出率高于增生病灶。行断层显像及局部 CT 融合有利于对小病灶的诊断和定位。此外,^{99m}Tc-MIBI 不仅可被功能亢进的甲状旁腺病灶摄取,也可被肿瘤性病变组织摄取,临床上须注意鉴别。

【实验思考】

1. 甲状旁腺 ^{99m}Tc-MIBI SPECT/CT 双时相显像的原理是什么?

2. 简述甲状旁腺 ^{99m}Tc-MIBI SPECT/CT 双时相显像的临床意义。

实验四　甲状腺癌转移灶显像

【实验概述】

分化型甲状腺癌(differentiated thyroid carcinoma,DTC)转移灶来源于甲状腺滤泡细胞,保留了正常甲状腺细胞的部分功能,具有摄取和浓聚 ^{131}I 的能力,但摄取和浓聚 ^{131}I 的能力明显低于正常甲状腺组织,所以当正常甲状腺存在时,分化型甲状腺癌转移灶 ^{131}I 扫描时大多不显影。在寻找分化型甲状腺癌转移灶之前采用手术切除或采用大剂量 ^{131}I 摧毁全部正常甲状腺组织即清甲治疗。当正常甲状腺组织不存在时,70%~80% 分化型甲状腺癌转移灶具有摄取和浓聚 ^{131}I 的能力,通过核医学仪器体外探测全身放射性分布,即可显示体内 DTC 转移灶的分布。

【实验目的】

1. 掌握甲状腺癌转移灶显像的检查前准备。

2. 掌握甲状腺癌转移灶显像的具体操作方法及步骤。

3. 熟悉各机型 SPECT/CT 的工作状态及操作界面。

4. 了解甲状腺癌转移灶显像的显像原理。

5. 了解甲状腺癌转移灶显像的适应证、禁忌证。

【工作原理】

分化型甲状腺癌转移灶具有摄取和浓聚 ^{131}I 的能力,但其能力明显低于正常甲状腺组织。对于分化型甲状腺癌患者,在采用手术切除或 ^{131}I 清甲治疗且停止甲状腺激素补充抑制治疗后,由于促甲状腺素(TSH)升高促使 DTC 转移病灶摄碘能力增强,所以有利于用 ^{131}I 显像发现 DTC 转移灶和用 ^{131}I 对转移灶进行治疗。给予治疗剂量 ^{131}I 后进行全身显像,常可发现诊断剂量 ^{131}I 全身显像未能显示的 DTC 病灶。寻找甲状腺癌转移灶,诊断剂量显像时,24~48 小时行全身显像或颈部局部显像,必要时加做 72 小时显像;治疗剂量显像时,5~7 天进行显像。应用 SPECT/CT 显像时,可用 CT 定位和图像融合。

【实验要求】

1. 掌握甲状腺癌转移灶显像检查仪器及操作步骤。

2. 能够保证检查的顺利进行及显像图像达到影像诊断的目的。

【实验器材及耗材】

1. SPECT/CT。

2. 显像剂　^{131}I。

3. 给药方式　空腹口服 Na^{131}I 溶液或胶囊。诊断剂量显像时,成人 ^{131}I 用药量 74~185MBq

（2~5mCi）；治疗剂量显像时，用药量为 3 700~9 250MBq（100~250mCi）。

【实验注意事项】

1. 寻找转移灶之前必须去除正常甲状腺组织，以提高转移灶浓聚的可能性。

2. 去除颈部金属饰物或衣领较明显的金属纽扣等，注意保持体位不动。

3. 污染、生理性分布、分泌物、炎症等可导致假阳性。应采取相应措施，如检查前排便、淋浴、更换衣裤。

4. 治疗剂量显像具有优势，对转移灶的诊断阳性率、灵敏度及数量检测均明显高于诊断剂量显像。

【实验方法及步骤】

1. 适应证、禁忌证的确认

（1）适应证

1）寻找有无分化型甲状腺癌转移灶。

2）探测分化型甲状腺癌转移灶的位置、形态、大小。

3）了解分化型甲状腺癌转移灶有无摄取 ^{131}I 功能。

4）分化型甲状腺癌转移灶 ^{131}I 治疗的疗效评估。

5）分化型甲状腺癌转移灶 ^{131}I 治疗后随访。

（2）禁忌证：碘过敏者、妊娠期妇女、无法依从放射防护指导者禁用；哺乳期妇女慎用。

2. 显像剂 ^{131}I。

3. 检查前的准备

（1）停用甲状腺激素片 4~6 周，血清 TSH 浓度须大于 30mIU/L。

（2）停用含碘的药物、食物 4 周。

（3）检查当日空腹。

4. 受检者体位 仰卧位，颈部平伸，双臂平放在身体两侧。

5. SPECT 数据采集 诊断剂量显像时，24~48 小时显像，必要时加做 72 小时显像；治疗剂量显像时，5~7 天进行显像。扫描体位为前位，采用高能通用（HEGP）平行孔准直器，能峰 364keV，窗宽 20%。扫描范围：全身（颅顶至大腿中段），扫描速度 5~15cm/min，矩阵 1 024×256；颈胸部（听眦线至膈肌上缘），矩阵 128×128 或 256×256 或 512×512，Zoom 系数 1.00~1.45，计数采集 100~300k 或计时采集 3~5 分钟。

6. 断层融合数据采集 HEGP 平行孔准直器，矩阵 128×128，Zoom 系数 1.0，能峰 364keV，窗宽 20%。探头旋转角度 6°/帧或 10°/帧，采集时间 20~120 秒/帧。

7. CT 数据采集及图像重建 低剂量 X-CT 100keV，50~80mAs，扫描层厚 2~6mm，重建层厚 1~5mm。

【实验总结】

分化型甲状腺癌（甲状腺乳头状癌和甲状腺滤泡状癌）及其转移灶有不同程度的浓聚 ^{131}I 能力，故可用 ^{131}I 全身显像寻找转移灶，为分化型甲状腺癌转移或复发病灶的诊断、治疗方案的制订提供主要依据，是目前临床不可缺少的手段。但分化型甲状腺癌及其转移灶的摄 ^{131}I 功能不如正常甲状腺组织，故在寻找转移灶之前须去除（通过手术或 ^{131}I 治疗）残留正常甲状腺组织。治疗剂量的 ^{131}I 全身显像较诊断剂量显像更易发现病灶，还可通过提高自身 TSH 或外源注射 TSH 增强病灶摄取 ^{131}I 的能力，提高对较小病灶的检出率。通常转移灶的好发部位为颈部淋巴结、双肺和全身骨骼，如图 7-6，但是，某些正常组织，如唾液腺、胃黏膜、乳腺、脉络丛也

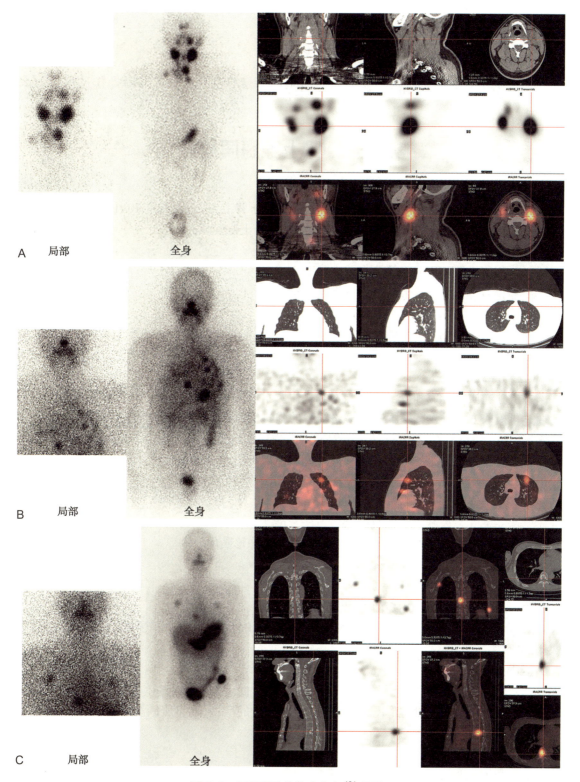

图 7-6 甲状腺乳头状癌全身 ^{131}I 显像

A. 见颈部多个异常放射性浓聚,同机 CT 融合见颈部多个肿大淋巴结,诊断甲状腺癌伴颈部淋巴结转移;B. 见双肺异常放射性浓聚,同机 CT 融合见双肺粟粒状结节,诊断甲状腺癌双肺转移;C. 见多处骨异常放射性浓聚,同机 CT 融合见多处骨质破坏,诊断甲状腺癌骨转移。

能聚集 ^{131}I,诊断时应予以鉴别。

【实验思考】

1. ^{131}I 甲状腺癌转移灶显像的原理是什么?

2. 影响甲状腺癌转移灶显像的图像质量的因素有哪些?临床实际操作过程中怎么避免?

实验五　肾上腺髓质显像

【实验概述】

肾上腺是人体重要的内分泌器官,左右各一,位于肾上方,两侧共重 10~15g。腺体分皮质和髓质两部分。肾上腺显像包括肾上腺皮质显像和肾上腺髓质显像。

【实验目的】

1. 掌握肾上腺髓质显像的检查前准备。

2. 掌握肾上腺髓质显像的具体操作方法及步骤。

3. 熟悉肾上腺髓质显像的显像仪器。

4. 了解肾上腺髓质显像的显像原理。

5. 了解肾上腺髓质显像的适应证、禁忌证。

【工作原理】

肾上腺髓质能合成和分泌肾上腺素和去甲肾上腺素,分泌后的去甲肾上腺素在酶的作用下通过再摄取方式进入肾上腺髓质嗜铬细胞的胞囊中储藏。间位碘代苄胍(MIBG)是去甲肾上腺素(NE)的类似物,同样可被肾上腺髓质的嗜铬细胞摄取,因此用 ^{131}I 或 ^{123}I 标记的 MIBG 可使肾上腺髓质显影。在体外用 γ 照相机或 SPECT 即可进行肾上腺髓质显像。

【实验要求】

1. 熟悉肾上腺髓质显像的检查仪器。

2. 掌握肾上腺髓质显像的具体操作方法及步骤。

3. 能够保证检查的顺利进行及显像图像达到影像诊断的目的。

【实验器材及耗材】

1. SPECT/CT。

2. 显像剂　^{131}I-间位碘代苄胍(^{131}I-MIBG)。

3. 给药方式　静脉注射,成人一次剂量 74~111MBq(2~3mCi),儿童酌减。缓慢推注,时间大于 30 秒。

【实验注意事项】

肾上腺髓质显像由于其显像剂的非特异性,伪影的干扰会比较多,主要有心、肝、脾、膀胱及肠道放射性浓聚的干扰,所以患者检查前应有充分的准备,如口服碘溶液、服用缓泻剂及脂餐、排空膀胱等。

【实验方法及步骤】

1. 适应证、禁忌证的确认

(1)适应证

1)嗜铬细胞瘤的定位诊断。

2)恶性嗜铬细胞瘤转移范围的确定及疗效观察。

3）嗜铬细胞瘤术后残留病灶或复发病灶的探测。

4）肾上腺髓质增生的辅助诊断。

（2）禁忌证:妊娠和哺乳期妇女禁用。

2. 显像剂　^{131}I-间位碘代苄胍(^{131}I-MIBG)。

3. 检查前的准备

（1）检查前 1 周停用影响显像剂摄取的药物,如酚苄明、利血平、可卡因、生物碱类药物、多巴胺类药物、胰岛素及三环抗抑郁药等。

（2）检查前 3 天开始口服复方碘溶液以封闭甲状腺,每天 3 次,每次 5~10 滴,直至检查结束。

（3）显像前 1 天晚上进流食,并于晚上 10 点后禁食水,服用缓泻剂清洁肠道,以减少肠道放射性干扰。

（4）显像当天空腹,在检查前 30 分钟可服用脂餐,排除胆囊对肾上腺的干扰,显像前排尿。

（5）MIBG 为去甲肾上腺素类似物,注入体内后有可能会加速颗粒内贮存的去甲肾上腺素的排出,引起高血压危象。因此,注射前患者不可有剧烈活动、情绪激动及紧张,可让患者休息半个小时,待其平静后注射。注射时应密切观察患者情况,有颜面潮红、心悸者,可暂缓或停止注射。

4. 受检者体位　患者取仰卧位,双臂平放于身体两侧,行后位和前位扫描。

5. SPECT 数据采集　注射显像剂后分别于 24、48、72 小时进行显像。扫描体位为前位、后位,采用 HEGP 平行孔准直器,能峰 364keV,窗宽 20%。扫描范围:全身(颅顶至大腿中段),扫描速度为 10~15cm/min,矩阵 1 024×256;局部(肺底至双肾下极),矩阵 128×128 或 256×256 或 512×512,Zoom 系数 1.00~1.45,计时采集 5~10 分钟。

6. 断层融合数据采集　HEGP 平行孔准直器,矩阵 128×128,Zoom 系数 1.0,能峰 364keV,窗宽 20%。探头旋转角度 6°/帧或 10°/帧,采集时间 60~120 秒/帧。

7. CT 数据采集及图像重建　低剂量 X-CT 100keV,50~80mAs,扫描层厚 2~6mm,重建层厚 1~5mm。

【实验总结】

^{131}I 标记的 MIBG 显像为肾上腺髓质病变的诊断提供了简便、有效的手段,临床可用于嗜铬细胞瘤的诊断及治疗后随访,如图 7-7A、B,肾上腺嗜铬细胞瘤的辅助诊断,如图 7-7C,以及肾上腺髓质增生的辅助诊断。但是由于 SPECT 的空间分辨力有限,对小病灶嗜铬细胞瘤、恶性嗜铬细胞瘤以及转移灶的诊断有一定的局限,所以临床上将儿茶酚胺前体 6-[^{18}F]氟-*L*-3,4-二羟基苯丙氨酸(^{18}F-fluoro-*L*-dihydroxyphenylalanine,^{18}F-DOPA)PET/CT 运用于肾上腺髓质疾病的诊断,已取得很好的效果。目前普遍认为 ^{18}F-DOPA 在诊断肾上腺髓质病变上更具特异性,^{18}F-DOPA 在判断嗜铬细胞瘤的良恶性时,敏感性比 MIBG 更高。

【实验思考】

1. ^{131}I 标记的 MIBG 用于肾上腺髓质显像的原理是什么?

2. 临床实际操作过程中可以采用哪些措施提高 ^{131}I 标记的 MIBG 显像的图像质量?

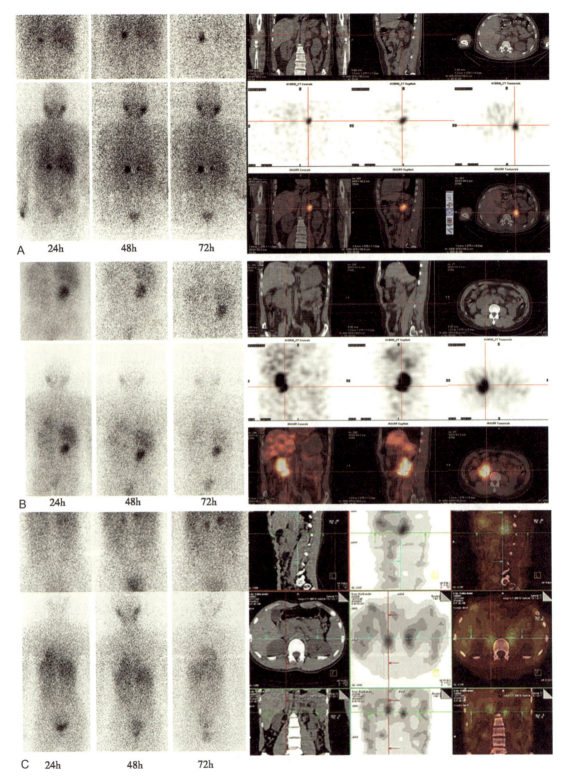

图7-7 ^{131}I-MIBG 显像（后位）

A. 双侧肾上腺见异常放射性浓聚区，左侧明显，术后病理为肾上腺嗜铬细胞瘤；B. 右肾门腰大肌前方见异常放射性浓聚区，术后病理为异位嗜铬细胞瘤；C. 48 小时双侧肾上腺区域见放射性浓聚，72 小时浓聚增强，提示双侧肾上腺髓质增生。

第八章 神经系统检查技术

实验一 脑血流灌注显像

【实验概述】

大脑皮质放射性分布高于白质和脑室部位,即形成周边放射性浓影。丘脑、基底核以及脑干等灰质核团的放射性分布与皮质相接近,呈现出"岛状"的团块浓影。小脑皮质的放射性分布同样高于髓质。左右两侧基本对称。影像上见到的放射性分布的高低,可以反映出不同局部的脑血流灌注、脑神经细胞功能以及代谢的活跃程度情况。

【实验目的】

1. 掌握脑血流灌注显像的适应证及禁忌证。

2. 掌握脑血流灌注显像的检查方法及步骤。

3. 熟悉脑血流灌注显像的正常影像表现。

4. 了解脑血流灌注显像的检查前准备。

【工作原理】

脑血流灌注显像采用静脉注射分子量小、不带电荷且脂溶性高的脑显像剂。它们能通过血脑屏障进入脑细胞,随后在水解酶或脂解酶作用下转变为水溶性物质或经还原型谷胱甘肽作用分解成带电荷的次级产物,不能反扩散出脑细胞,从而滞留在脑组织内。显像剂进入脑细胞的量与局部脑血流量(regional cerebral blood flow, rCBF)成正比,通过观察脑内各部位放射性摄取分布的状态,就可以判断 rCBF 的情况。rCBF 一般与局部脑功能代谢平行,故本检查在一定程度上亦能反映局部脑功能状态。

【实验要求】

1. 熟悉脑血流灌注显像的工作状态及操作。

2. 能够保证显像图像达到影像诊断的目的。

3. 了解检查前相关准备工作,包括临床病史采集、显像剂的选择以及注射方式等。

【实验器材及耗材】

1. SPECT。

2. 显像剂 锝(^{99m}Tc)标记双半胱乙酯(^{99m}Tc-ECD)。

【实验注意事项】

1. 注射过氯酸钾前 5 分钟,受检者应在安静环境中,戴上眼罩,塞上耳塞进行试听封闭。

2. 数据采集时应利用胶带固定头部,防止采集的时候头部位置发生移动,从而对图像质量产生影响。

3. 检查前一定要取得受检者的同意。

4. 对于不能配合的受检者或者年龄比较小的受检者,应预先给予药物镇静。

【实验方法及步骤】

1. 适应证、禁忌证的确认

（1）适应证

1）用于早期脑血管疾病的诊断、脑血流灌注以及功能受损的范围评价。

2）癫痫的诊断以及病灶的定位。

3）阿尔茨海默病、痴呆的诊断以及鉴别诊断。

4）锥体外系疾病的诊断以及鉴别诊断。

5）颅脑损伤的辅助诊断以及术后功能恢复情况评价。

6）评价脑肿瘤的灌注情况、血供以及治疗预期效果。

7）恐惧症、焦虑症以及强迫症等情绪障碍性疾病的功能损伤定位以及辅助诊断。

（2）禁忌证：目前无明确检查禁忌证。

2. 显像剂 锝标记双半胱乙酯（^{99m}Tc-ECD），剂量 740~1 110MBq（20~30mCi）/1~2ml，静脉注射。

3. 检查前的准备

（1）明确检查目的和要求，并了解被检查者的病情。

（2）采集受检者的详细资料，包括年龄、性别、身高、体重等。

（3）检查前 0.5~1 小时口服 400mg 过氯酸钾，以阻止显像剂被甲状腺摄取，辐射吸收剂量也会大大减少。

（4）向受检者说明检查的临床意义，取得受检者的合作。

（5）对年龄较小或不能配合的患者，可适当地使用镇静药物。

（6）注射过氯酸钾前 5 分钟，受检者应在安静环境中戴上眼罩，塞上耳塞，进行试听封闭。

4. 影像采集和数据处理 SPECT 探头配置低能通用型准直器，探头旋转半径 12~14cm，旋转 360°采集 64~128 幅投影像，然后重建横断面、冠状断面、矢状断面影像，如图 8-1。

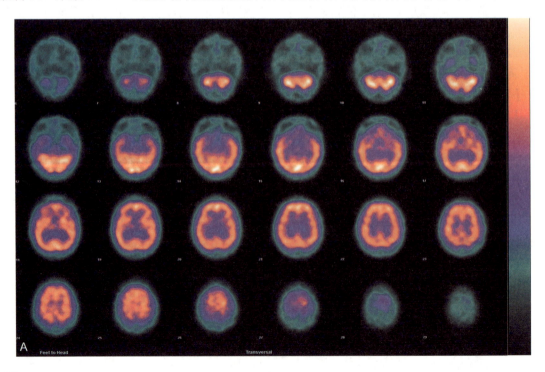

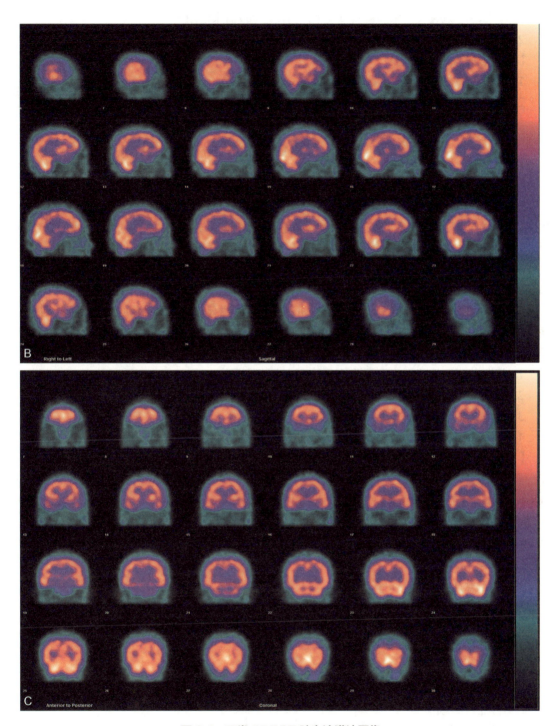

图 8-1　正常 SPECT 脑血流灌注图像
A. 横断层面(颅底到颅顶);B. 矢状断层面(从右到左);C. 冠状断层面(从前往后)。

【实验总结】

1. 脑血流灌注显像在鉴别缺血性和出血性脑血管疾病,如阿尔茨海默病、偏头痛、锥体外系疾病、颅脑外伤、动静脉畸形(AVM)、注意缺陷多动障碍(ADHD)、缺氧缺血性脑病(HIE)、抽动障碍(tic disorder)、儿童孤独症等方面均有较高的临床价值。

2. 脑血流灌注显像可以很好地了解局部脑组织的血流灌注情况。

【实验思考】

1. 脑血流灌注显像在临床上的应用价值有哪些?

2. 检查前为什么要口服过氯酸钾?

实验二 ^{18}F-FDG 脑肿瘤代谢显像

【实验概述】

脑的代谢能量绝大部分(90%以上)来自糖的有氧代谢。葡萄糖几乎是脑组织的唯一能源物质,脑内葡萄糖代谢率的变化能够反映脑功能活动情况。^{18}F-2-氟-2 脱氧-D-葡萄糖(^{18}F-FDG)为葡萄糖类似物,具有与葡萄糖相同的细胞转运及己糖激酶磷酸化过程,但转换为 ^{18}F-6-磷酸氟代脱氧葡萄糖(^{18}F-FDG-6-P)后就不再参与葡萄糖的进一步代谢而滞留于脑细胞内。观察和测定 ^{18}F-FDG 在脑内的分布情况,就可以了解脑局部葡萄糖代谢状态。恶性肿瘤相较于正常脑组织会摄取更多的葡萄糖,因此 ^{18}F-FDG 脑肿瘤代谢显像可用于脑肿瘤良恶性鉴别、恶性度分级、疗效和预后判断以及复发或残存病灶的诊断。

【实验目的】

1. 掌握 ^{18}F-FDG 肿瘤代谢显像图像采集与图像处理。

2. 掌握 ^{18}F-FDG 肿瘤代谢显像的检查前准备工作。

3. 熟悉 ^{18}F-FDG 肿瘤代谢显像的原理。

4. 了解 ^{18}F-FDG 肿瘤代谢显像的适应证及禁忌证。

【工作原理】

受检者禁食 4 小时以上,静脉注射 ^{18}F-FDG 185~370MBq(5~10mCi),45~60 分钟后用 PET、PET/CT 或符合线路 SPECT 进行脑葡萄糖代谢显像(cerebral glucose metabolic imaging)。经计算机重建获得 ^{18}F-FDG 在脑内分布的横断面、冠状面、矢状断层面和三维立体影像。观察和测定 ^{18}F-FDG 在脑内的分布情况,就可以了解脑局部葡萄糖代谢状态。

【实验要求】

1. 熟悉 ^{18}F-FDG 肿瘤代谢显像的工作状态及操作。

2. 保证显像图像能够达到影像诊断的目的。

3. 了解检查前相关准备工作,包括临床病史采集、显像剂的选择以及注射方式等。

【实验器材及耗材】

1. PET。

2. ^{18}F-FDG。

【实验注意事项】

1. 注射放射性药物时应选择病灶对侧肘静脉进行注射。

2. 透射显像与发射显像间受检者位置应保持完全一致。

【实验方法及步骤】

1. 适应证、禁忌证的确认

(1)适应证

1)肿瘤原发病灶的定位诊断。

2）肿瘤转移灶的定位诊断。

3）恶性肿瘤分期与分级的诊断。

4）肿瘤良恶性的鉴别诊断。

5）临床治疗后肿瘤残余或复发的早期判断。

6）放、化疗的疗效监测与评价。

（2）禁忌证：目前尚无明确禁忌证。

2. 显像剂 ^{18}F-FDG 静脉注射：成人用量为 185~555MBq（5~15mCi）；儿童一般用量为 5~10MBq（0.135~0.27mCi）/kg。

3. 检查前的准备

（1）明确检查目的和要求，并了解被检查者的病情。

（2）采集受检者的详细资料，包括年龄、性别、身高、体重等。

（3）检查当天避免剧烈运动。

（4）药物注射后应采取坐位或卧位并保持肌肉松弛。

（5）检查前禁食 4~6 小时，含有葡萄糖的静脉输液也需要暂停 4~6 小时。

（6）其他准备：图像采集前应排空膀胱，限制对肾收集系统和膀胱的辐射剂量；清除受检者身上的金属物体，以免产生伪影。

4. 图像采集

（1）透射性显像采集：首先固定体位，之后行局部透射断层显像。

（2）发射性显像采集：位置与透射显像一致。

1）动态显像采集：静脉注射 ^{18}F-FDG 后，立刻启动动态采集程序（预设），定时抽取对侧静脉血，并计算肿瘤 ^{18}F-FDG 摄取率。

2）静态显像采集：在静脉注射 ^{18}F-FDG 后 45 分钟开始显像采集。目前此方法已在临床得到广泛应用。

（3）PET 全身显像：可发现肿瘤原发灶或转移灶，以及身体任何部位具有异常 ^{18}F-FDG 摄取的病灶。图像采集方法与局部断层采集一致。

5. 图像处理 校正采集所得数据，分别进行时间和组织衰减校正；选择合适的滤波函数进行重建图像，通常根据仪器与图像条件来选择，最终获得三维断层图像（横断面、冠状面及矢状面）用于视觉分析。如果局部 ^{18}F-FDG 出现异常浓聚，则常常提示为阳性表现，如图 8-2。

半定量计算肿瘤各种摄取比值，如标化摄取值（SUV）、肿瘤靶与本比值。前者为局部放射性活度与实际放射性注射剂量的比值。后者为等范围兴趣区肿瘤与周围或对侧正常组织的放射计数的比值。

【实验总结】

1. 肿瘤显像在核医学的临床以及研究工作中极其重要。^{18}F-FDG 肿瘤代谢显像是目前临床和研究中应用最广泛的肿瘤代谢显像剂。其在肿瘤学中的应用价值包括鉴别良恶性病变，评价肿瘤的侵犯范围、恶性程度、临床分期，为临床治疗提供依据。

2. 注意做好放射防护工作。

【实验思考】

1. 体内可能发生生理性摄取 ^{18}F-FDG 的主要部位有哪些？

2. ^{18}F-FDG PET 在肿瘤学的临床应用范围有哪些？

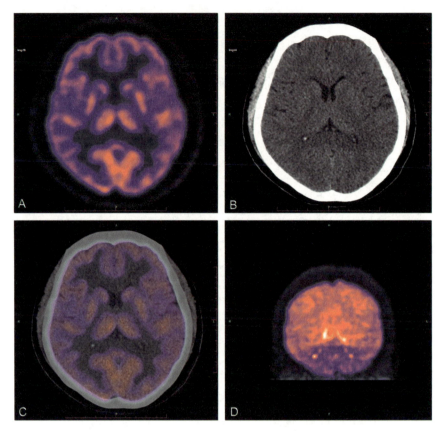

图 8-2　正常 ^{18}F-FDG PET/CT 脑代谢断层影像（横断面）
A. CT 图像；B. PET 图像；C. PET 与 CT 融合图像；D. 非衰减校正图像。

3. 相较于 CT，用 ^{18}F-FDG PET 显像对肿瘤受检者进行分期的优势是什么？

实验三　多巴胺神经受体显像

【实验概述】

多巴胺系统是脑功能活动最重要的系统之一，也是运动性疾病治疗药物或精神神经中枢抑制药物的主要作用部位。多巴胺受体分为 D1、D2、D3、D4 和 D5 五种亚型，因 D1、D5 受体亚型结构具有同源性，统称为 D1 样受体，而 D2、D3、D4 三种亚型性质相近，统称为 D2 样受体。

D2 样受体显像主要应用于各种运动性疾病、精神分裂症、认知功能的研究，药物作用及其疗效的评价等。D2 样受体显像发现帕金森病（PD）患者黑质和纹状体（特别是豆状核）D2 受体数目减少，结合力明显降低，并可检测临床上用 *L*-多巴治疗 PD 患者的疗效，同时对神经精神药物的药理学研究和指导用药及研究影响多巴胺受体的生理性因素具有重要意义。

【实验目的】

1. 掌握多巴胺神经受体显像图像采集与图像处理。
2. 掌握多巴胺神经受体显像的检查前准备工作。
3. 熟悉多巴胺神经受体显像的原理。

4. 了解多巴胺神经受体显像的适应证及禁忌证。

【工作原理】

D2 样受体 PET 显像剂的研究非常活跃,显像剂品种很多,主要包括螺环哌啶酮(spiperone)类衍生物、苯甲酰胺(benzamide)类衍生物、和麦角乙脲(lisuride)类衍生物。PD 患者的黑质纹状体中 D2 样受体数目减少,因此 D2 样受体显像可以用于 PD 患者的诊断并检测 L-多巴治疗的疗效。

【实验要求】

1. 熟悉多巴胺神经受体显像的工作状态及操作。

2. 保证显像图像能够达到影像诊断的目的。

3. 了解检查前相关准备工作,包括临床病史采集、显像剂的选择以及注射方式等。

【实验器材及耗材】

1. PET。

2. ^{99m}Tc 巯胺托品(^{99m}Tc-trodat-1)。

【实验注意事项】

1. 按照 X 线摄影中的标准头颅前后位摆位。

2. 开始采集时间很重要,本文中给出的是参考时间,具体设备操作时最好做一下试验比较,获得最佳时间。

【实验方法及步骤】

1. 适应证、禁忌证的确认

(1)适应证

1)临床诊断不能确诊的帕金森病;鉴别帕金森综合征和帕金森病;鉴别多系统萎缩和核上性麻痹。

2)鉴别路易小体性痴呆与其他痴呆。

(2)禁忌证:孕妇和哺乳期妇女以及不愿意接受该项检查者。

2. 显像剂 ^{99m}Tc-巯胺托品,成人用量 555~740MBq/1~2ml,儿童用量按体重计算(22.2MBq/kg)。上肢缓慢静脉注射。

3. 检查前的准备

(1)停用对多巴胺受体有影响的药物,停用时间至少在药物的 5 个半衰期以上。

(2)抗帕金森病药物并不能非常明显地影响多巴胺受体,可以有个体化要求。

(3)禁止吸烟。

(4)患者是否有精神疾病的病史。

(5)能够接受 40~60 分钟的检查。

(6)注射时间须大约 20 秒,同时建立静脉生理盐水通道。

(7)受检者在检查过程中尽量保持体位不移动,保持呼吸平稳,必要时可用绑带进行体位固定。

4. 图像采集

(1)采集时间:静脉注射 ^{99m}Tc-巯胺托品,然后于 2~3 小时进行显像。

(2)采集方法:通常配低能高分辨或通用型准直器,须采用多探头采集,也可采用中能准直器,但会降低灵敏度。扇形探头优于平行探头,有利于提高分辨力和灵敏度。采集矩阵 128×128,角度<3°,旋转 360°,采集像素大小 1/3 或 1/2。须进行图像重建。

5. 图像处理

（1）前滤波。

（2）反向投影重建。

（3）衰减校正。

（4）横断层影像制作的层厚为 2~6mm。

（5）半定量分析可采用 ROI 技术评估纹状体（尾状核、壳核）多巴胺受体结合力以及密度。ROI 分析可将 ROI 大小和形状标准化（统计参数图模板）。ROI 的多巴胺受体量化:(纹状体 ROI 均数−本底 ROI 均数)/本底 ROI 均数=多巴胺受体结合力（可采用中心数据库标准模板）。

（6）定量分析可采用横断/斜位 ROI 进行,或者仅采用计数最高的纹状体层面或者采用整个纹状体计数分析;须采用标准化的模板或者 MRI 融合图像分析;图像须进行校正,与年龄段进行配对,如图 8-3。

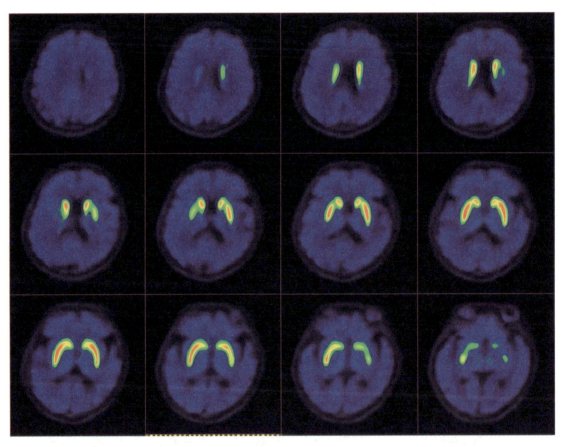

图 8-3　正常多巴胺转运体显像 [所用显像剂为 ^{11}C-2β-甲氧甲酰-3β-(4-氟苯基)托烷(CFT)]

【实验总结】

1. 多巴胺神经受体显像是神经递质受体显像的代表,对帕金森病的诊断及鉴别诊断、药物治疗的效果随访有重要价值。其他神经递质显像在多种不同的神经系统疾病中也有重要的应用意义及前景,特别是在神经退行性疾病中的应用将是今后发展的重点。

2. 注意做好放射防护工作。

【**实验思考**】

1. 多巴胺神经受体显像的原理是什么?

2. 如何提高多巴胺神经受体图像处理后定量分析的准确性?

第九章　循环系统检查技术

实验一　^{99m}Tc-MIBI 心肌灌注 SPECT 显像

【实验概述】

心肌灌注显像（myocardial perfusion imaging，MPI）是心血管核医学方面最重要也是最常用的显像技术，广泛应用于冠心病心肌缺血的诊断和鉴别诊断、危险度分层和预后判断、临界病变功能意义的判断、存活心肌的判断、药物或手术治疗前的疗效预测和预后判断、非心脏手术前的风险评估及指导临床治疗决策等方面，是心血管疾病，特别是冠心病体外无创伤检查不可或缺的方法之一，具有重要的临床应用价值。

【实验目的】

1. 掌握 MPI SPECT 的检查前准备。

2. 掌握 MPI SPECT 显像的显像方案、图像采集方法及步骤。

3. 熟悉 MPI 的显像原理。

4. 熟悉 MPI SPECT 的图像处理。

5. 熟悉 MPI SPECT 图像常见伪影。

6. 熟悉 MPI SPECT 优等图像的评价标准。

7. 了解 MPI SPECT 的正常图像和异常图像。

8. 了解 MPI 的适应证和禁忌证。

【工作原理】

正常或有功能的心肌细胞能够选择性摄取某些放射性核素或其标记物，心肌细胞摄取放射性药物需要依赖自身的功能和活性，所以心肌组织局部放射性药物的蓄积量与该部位的血流量成比例关系。利用 SPECT 等设备进行心脏断层或平面显像，正常和有功能的心肌组织显影，而坏死的心肌组织和缺血心肌组织不显影（缺损）或影像变淡（稀疏），达到了解心肌供血和诊断心脏疾病之目的。

MPI 的显像剂包括单光子类显像剂和正电子类显像剂。前者主要包括氯化亚^{201}铊（^{201}Tl）和 ^{99m}Tc-甲氧基异丁基异腈（methoxy isobutyl isonitrile，MIBI）等；后者主要包括铷-82（^{82}Rb）、^{15}O 水（$H_2^{15}O$）和 ^{13}N 氨水（^{13}N-NH$_3$）等。其中 ^{99m}Tc-MIBI 是目前临床上最常用的显像剂。

【实验要求】

1. 掌握 MPI SPECT 的工作状态及操作界面。

2. 掌握检查前准备，包括临床病史采集、显像剂的选择以及注射方式等。

3. 能够根据受检者申请单上的信息和病情要求，选择合理的检查方法。

4. 能够保证显像图像达到影像诊断的目的。

【实验器材及耗材】

1. SPECT。

2. 显像剂　^{99m}Tc-MIBI。

【实验注意事项】

1. 检查当日空腹 2~4 小时,在注射 ^{99m}Tc-MIBI 后 30 分钟进食脂餐(全脂牛奶 250ml 或油煎鸡蛋 2 个)。

2. 选择运动负荷时受检者应穿宽松的衣物和运动鞋。女性受检者在进行负荷和静息显像时应穿相同的内衣。

3. 受检者上机检查前需要先排空膀胱,注意小便等排泄物不要污染体表和衣物。

4. 检查前应评估患者的状态,确保患者能配合完成检查。

5. 检查后嘱咐受检者多饮水,促进显像剂的排出;提醒受检者检查后的当日,其体内仍然具有少量放射性,要注意放射防护,当日避免长时间近距离接触孕妇和婴幼儿。哺乳期女性在检查后当日不哺乳。

6. 扫描完成后,由医生初步浏览图像,确定显像图像达到检查目的后通知受检者离开。

【实验方法及步骤】

1. 适应证和禁忌证的确认

(1)适应证

1)冠心病心肌缺血的诊断,判断心肌缺血的部位、范围和程度。

2)冠心病患者的危险度分层、辅助治疗决策的制订和预后评估。

3)急性冠脉综合征的心肌缺血和心肌梗死的评价与辅助治疗决策的制订。

4)临界病变(冠脉狭窄介于 30%~70%)的功能意义判断。

5)冠脉造影结果正常,怀疑小血管病变所致心肌缺血。

6)血运重建术前后的评价、治疗效果的预测和评价,术后再狭窄的评估。

7)非心脏手术前患者术前危险度评估。

8)缺血存活心肌的评估。

9)室壁瘤的诊断。心肌病和心肌炎等的辅助诊断。

(2)禁忌证:只要患者能耐受检查,MPI 无绝对禁忌证,但运动和药物负荷试验应遵照相应的禁忌。

2. 显像剂　采用负荷-静息两日法时,负荷高峰时静脉注射 ^{99m}Tc-MIBI 740~925MBq(20~25mCi),隔日在静息状态静脉注射 740~925MBq(20~25mCi)。采用负荷-静息一日法时,静息状态下静脉注射 296~333MBq(8~9mCi),图像采集后再间隔一段时间行负荷试验,在负荷高峰时再静脉注射 814~925MBq(22~25mCi)。

3. 检查前的准备

(1)核对患者、检查申请单和负荷方式等,并解释检查流程。

(2)询问并记录病史,主要包括胸痛的表现(部位、范围、程度、诱因、有无放射和缓解方式等)、冠心病家族史和高危因素(吸烟史和饮酒史等)等。

(3)询问并记录相关影像学等检查结果,主要包括冠状动脉造影、冠脉 CT、心脏 MR、心电图、超声心动图和运动平板等。

(4)询问并记录相关检验结果,包括血脂、血糖、脑钠肽和心肌酶等。

(5)检查当日空腹 2~4 小时。

（6）告知受检者在检查过程中尽量保持体位不移动，保持呼吸平稳，必要时可用绑带进行体位固定。

4. 受检者体位 受试者上机后常规取仰卧位，双臂上举并固定，图像采集过程中受检者保持体位绝对制动状态，保持呼吸平稳。

5. SPECT 图像采集 探头贴近胸壁，视野包括全心脏。配低能高分辨或低能通用型准直器，能峰140keV，窗宽20%，矩阵64×64，采集多从右前斜45°到左后斜45°，共180°。每3°~6°采集投影一次，共采集 30~60 帧，每投影采集计数应 $>1\times10^5$。

6. 心电图门控断层图像采集 以心电图 R 波作为门控采集触发信号，每个心动周期（R-R 间期）采集 8~16 帧图像再将之叠加。心率窗宽为 20%~30%，如心律不齐可适当增加窗宽，采集参数与断层图像采集基本相同。

7. 数据处理及图像重建 采用滤波反投影法或迭代法进行断层图像重建，投影滤波函数一般选用 Butterworth 滤波，截止频率和陡度因子推荐选用 0.55 和 5，重建滤波可选用斜坡滤波（ramp filter），但仍建议根据各自仪器条件选择最适合的参数，重建后获得心脏短轴、垂直长轴和水平长轴的断层图像，如图 9-1。心电图门控图像重建时，先重建获得心脏各断层的血流灌注图像，再使用门控分析软件 QGS 或 QPS 等进行处理，获得舒张末、收缩末的图像和时间-容积曲线，计算获得室壁运动、室壁增厚率等信息以及左室射血分数、舒张末容积和收缩末容积等参数。

【实验总结】

1. ^{99m}Tc-MIBI SPECT MPI 是循环系统核医学检查技术中最常用的影像学方法，临床上广

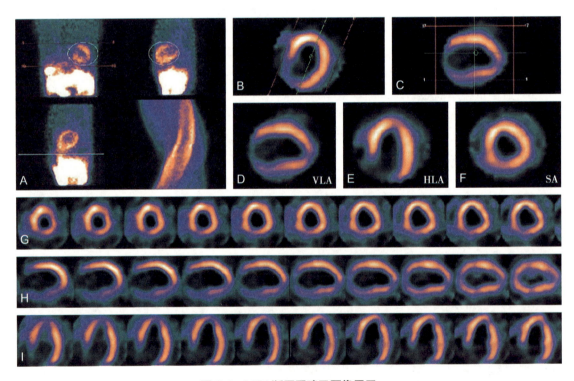

图 9-1 MPI 断层重建及图像显示

A. 断层采集的原始图像；B. 确定垂直长轴（VLA）的断层重建边界（红线）和重建轴位置（绿线）；C. 确定水平长轴（HLA）的断层重建边界（红线）和重建轴位置（绿线）；D. 重建后获得的 VLA 断层图像；E. 重建后获得的 HLA 断层图像；F. 重建后获得的短轴（SA）断层图像；G. 连续断面的 SA 图像；H. 连续断面的 VLA 图像；I. 连续断面的 HLA 图像。

泛应用于检测心肌缺血、诊断冠心病、进行危险度分层和评价疗效等,结合负荷试验,可以获得心肌血流及其储备功能信息。

2. MPI 的显像方案、图像采集和处理较复杂,要严格按照规范,识别和减少图像伪影,保证检查质量。检查前的准备、检查时的操作和检查后的图像处理等工作需要严格、仔细。

3. 工作人员要科学、规范地进行辐射防护。对受检者应充分进行辐射防护指导。

【实验思考】

1. MPI 检查的优势有哪些?

2. MPI 优等图像的评价标准包括哪些?

3. MPI 常见的图像伪影有哪些?

实验二　^{99m}Tc-RBC 平衡法心血池显像

【实验概述】

心功能评价对于了解病情,尤其在发现无症状的心功能不全以及指导临床治疗方案等方面具有重要意义。平衡法心血池显像(equilibrium radionuclide angiography,ERNA)是评价心功能的一种重要手段,具有重复性好和准确性高等优点,特别是对于心肌梗死、心室肥厚或心室扩张等导致心室容积和形态发生异常变化的情况,ERNA 同样有较好的准确性,目前在临床实践中仍然发挥着重要作用。

【实验目的】

1. 掌握 ERNA 常用的显像剂、显像原理和图像采集方法。

2. 熟悉 ERNA 的检查前准备。

3. 熟悉 ERNA 的图像处理。

4. 熟悉 ERNA 的正常图像和异常图像。

5. 了解 ^{99m}Tc-RBC 的标记方法。

6. 了解 ERNA 的适应证和禁忌证。

7. 了解 ERNA 的时相分析。

【工作原理】

静脉注射显像剂后,以受检者心电图 R 波作为触发信号开始自动、连续采集。每个 R-R 间期分成 8 或 16 帧图像,采集 300~400 个心动周期,通过这种方法提高了采集计数,获得更多的信息量,得到心动周期全过程清晰的心血池影像。采集触发信号多次开启、关闭 γ 照相机进行图像采集的装置称为门电路。门电路在一个心动周期中多次开启,故又称为多门(multiple gated,MUGA)电路。采集结束后使用 ROI 进行图像处理,获得系列左、右心室的功能参数指标和不同时相室壁收缩舒张图像,将各心动周期采集的影像快速连续播放,即可显示出心室的舒缩电影。

ERNA 最常用的显像剂是 ^{99m}Tc-红细胞(RBC),常用的标记方法包括体内法、体外法和半体内法,其中体外法标记率最高,而体内法操作最简便,更易于临床应用。

【实验要求】

1. 掌握 ERNA 图像采集的操作界面,熟悉 ERNA 的图像处理。

2. 熟悉检查前准备,包括临床病史采集、负荷方式的选择和显像剂的注射方式等。

3. 能够根据受检者申请单上的信息和病情要求,选择合理的检查方法。

4. 能够保证显像图像达到影像诊断的目的。

【实验器材及耗材】

1. SPECT。

2. 显像剂 ^{99m}Tc-RBC。

【实验注意事项】

1. 根据负荷试验的适应证和禁忌证选择适当的负荷方式,检查前酌情停用相关药物。选择运动负荷时受检者应穿宽松的衣物和运动鞋。

2. 检查前应评估患者的状态,确保患者能配合完成检查。

3. 提前告知受检者注意小便等排泄物不要污染体表和衣物。

4. 如果受检者装有起搏器,起搏信号有时与 R 波的信号均被采集设备接收,此时,应重新调整起搏器与 R 波的振幅,保证设备准确识别 R 波。

5. 在 30°~45°左前斜位时应转动探头观察图像,以使左、右心室达到最佳分隔,避免左、右心室重叠而影响结果的准确性。

6. 扫描完成后,由医生初步浏览图像,确定显像图像达到检查目的后通知受检者离开。

7. 提醒受检者检查后的当日,其体内仍然具有少量放射性,要注意放射防护,当日避免长时间近距离接触孕妇和婴幼儿。哺乳期女性在检查后当日不哺乳。

【实验方法及步骤】

1. 适应证和禁忌证的确认

(1)适应证

1)观察心脏及大血管的形态、大小和功能状态。

2)观察左、右心室在负荷(运动和药物负荷)状态下的心功能变化。

3)冠心病心肌缺血和心肌梗死等患者的静息与运动心功能测定,病变累及的范围和程度,预后判断和治疗效果的评估。

4)心室室壁瘤的诊断及鉴别诊断,定位及大小的评估。

5)各种心肌病的诊断和鉴别诊断。

6)瓣膜病变的定性和定量诊断。

7)各种治疗过程中心功能的检测,包括冠脉介入治疗、心脏毒性药物的使用、非心脏手术及围手术期。

8)心律失常的病因寻找,异常兴奋灶的定位,预激综合征旁道的定位,手术或消融术的疗效观察。

(2)禁忌证:只要患者能耐受检查,静息显像无绝对禁忌证,但运动和药物负荷试验应遵照相应的禁忌。

2. 显像剂

(1)^{99m}Tc-RBC:注射放射性活度为 555~925MBq(15~25mCi)。

(2)^{99m}Tc-人血清白蛋白(HAS):注射放射性活度为 740~925MBq(20~25mCi)。

3. 检查前的准备

(1)核对患者、检查申请单和负荷方式等,并解释检查流程。

(2)询问并记录病史,主要包括症状、异常体征、心电图和超声心动图等。

(3)保证受检者的心电图导联接触良好,受检者的 R 波清楚并可见正常触发信号。

(4)告知受检者在检查过程中尽量保持体位不移动,保持呼吸平稳,必要时可用绑带进行体位固定。

4. 受检者体位　受试者上机后常规取仰卧位,图像采集过程中受检者保持体位绝对制动状态,保持呼吸平稳。

5. 图像采集　静息显像时静脉注射显像剂后 15 分钟开始图像采集,常规采用前后位、20%~45% 左前斜位(以最佳分清左、右心室为准)和 70° 左前斜位,必要时可加做其他体位。受检者在安静状态下平卧,连接心电图,以 R 波作为门控采集触发信号(MUGA 采集),矩阵 64×64,放大倍数(Zoom)1.5~2.0,探头视野尽量包括心脏和大血管,每个心动周期采集 16~32 帧图像,一般采集 5 000~8 000k 计数,心率窗宽为平均心率的 ±10%。如行负荷显像,则应先做静息显像,在负荷结束后 3 分钟再采集一次。

6. 数据处理及图像重建　采集结束后使用随机软件勾画左、右心室感兴趣区(ROI),生成心室的时间-放射性曲线及心室容积曲线,可计算出左、右心室的各项收缩和舒张指标,获得反映收缩功能的指标主要包括心室射血分数(ejection fraction,EF)、前 1/3 EF、局部 EF、高峰射血率、心输出量和每搏容量。反映舒张功能的指标主要包括高峰充盈率、前 1/3 FF、高峰充盈时间和平均充盈率等,反映心室容积的指标主要包括收缩末期容积和舒张末期容积,如图 9-2。

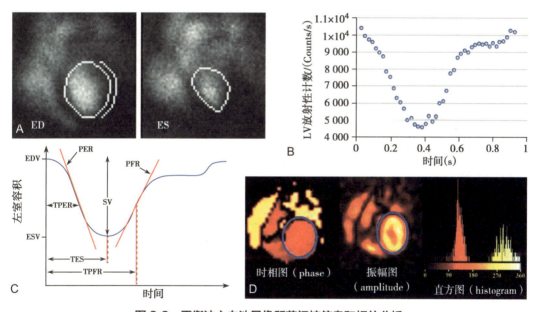

图 9-2　平衡法心血池显像所获门控信息和相位分析

A. 在平面图像上勾画左室(LV)舒张末(ED)和收缩末(ES)的感兴趣区(ROI);B. 通过 ROI 生成左室的时间—放射性计数曲线(横坐标为时间,纵坐标为 LV 放射性计数);C. 生成左室的时间—容积曲线(横坐标为时间,纵坐标为 LV 容积),并根据该曲线可计算获得左室的舒张末容积(EDV)、收缩末容积(ESV)、高峰射血率(PER)、高峰射血时间(TPER)、收缩开始到收缩末期时间(TES)、每搏容量(SV)、高峰充盈率(PFR)和高峰充盈时间(TPFR)等参数;D. 生成时相图、振幅图和直方图等进行相位分析。

可对局部室壁运动进行定量分析,利用分析软件将 45° 左前斜位的左心室影像分为若干扇形区域,分别计算各节段的局部 EF 和轴缩短率。此外,心血池影像的每个像素都可生成一条时间-放射性曲线,对曲线进行傅里叶(Fourier)转换,可以获得每个像素开始收缩的时间(时相)和收缩的幅度(振幅)两个参数。利用这两个参数可分别重建生成心室时相图、振幅图和时相电影,并获得时相直方图进行时相分析(phase analysis)或相位分析,如图 9-2。

【实验总结】

1. ERNA 的主要临床应用包括测定心脏功能（ERNA 被认为是当前测定心室功能的"金"标准）、诊断冠心病、诊断室壁瘤、判断传导异常、评价瓣膜性心脏病和心肌病等。

2. 平衡法心血池显像可以无创地测定心室功能等，具有重复性高和准确性好等优点。

3. 心电图门控显像时，受检者的心律对图像采集的影响较大，如心律不齐，应适当放宽心律窗，如心律严重不齐，应放弃心电图门控采集。

4. 工作人员要科学、规范地进行辐射防护。对受检者应充分进行辐射防护指导。

【实验思考】

1. ERNA 检查的特点和优势有哪些？

2. ERNA 的正常图像和异常图像的表现是什么？

3. ERNA 相位分析的原理和意义是什么？

实验三　^{18}F-FDG PET/CT 心肌代谢显像

【实验概述】

缺血心肌的活力（存活情况）是涉及缺血性心脏病诊断、治疗和预后评价的一项重要指标。心肌发生严重缺血所致的细胞损害可能出现三种情况。一是坏死心肌，即不可逆性的心肌损害。二是冬眠心肌，当慢性持续性心肌缺血时，心肌细胞通过降低耗氧量及代谢速度，保持存活状态，但局部心肌收缩功能减退；当血流恢复后，这部分心肌的功能可部分或全部恢复正常。三是顿抑心肌，指短时间（急性）心肌缺血后，心肌组织和细胞的结构、代谢发生改变，收缩功能障碍在再灌注后数小时至数周才恢复。上述的冬眠心肌和顿抑心肌即为缺血存活心肌。准确评价心肌的存活状况，对于指导临床选择适宜的治疗方案具有重要的意义。

【实验目的】

1. 掌握 ^{18}F-FDG PET/CT 心肌代谢显像的显像剂和显像原理。

2. 掌握 ^{18}F-FDG PET/CT 心肌代谢显像的检查前准备和图像采集。

3. 熟悉 ^{18}F-FDG PET/CT 心肌代谢显像适应证和禁忌证。

4. 熟悉 ^{18}F-FDG PET/CT 心肌代谢显像的图像处理。

5. 熟悉 ^{18}F-FDG PET/CT 心肌代谢显像的正常图像和异常图像。

【工作原理】

正常人在生理状态下，脂肪酸是心肌代谢的主要能量来源，特别是在空腹或血糖浓度较低时，心肌所需能量几乎全部来自脂肪酸氧化。在葡萄糖负荷状态下，心肌细胞转以利用葡萄糖作为主要能源物质。^{18}F-氟代脱氧葡萄糖（^{18}F-FDG）的结构类似于葡萄糖，摄取过程开始类似于葡萄糖的糖酵解过程，经细胞转运后，在己糖激酶的作用下被磷酸化，但无法继续进行下一步代谢而滞留在心肌细胞中，作为示踪剂进行显像，反映心肌细胞的葡萄糖摄取过程。在葡萄糖负荷下，缺血、缺氧心肌的脂肪酸代谢绝对减少，葡萄糖代谢相对增加，故利用 ^{18}F-FDG 显像可评价心肌的活力。通过结合静息状态下心肌的血流灌注情况，可对缺血存活心肌的活力进行判断。

【实验要求】

1. 掌握 ^{18}F-FDG PET/CT 心肌代谢显像图像采集的操作界面，熟悉图像处理。

2. 熟悉检查前准备，包括临床病史采集、血糖测量和调整以及显像剂的注射等。

3. 能够根据受检者申请单上的信息和病情要求,选择合理的检查方法。

4. 能够保证显像图像达到影像诊断的目的。

【实验器材及耗材】

1. PET/CT。

2. 显像剂 ^{18}F-FDG。

3. 血糖仪。

【实验注意事项】

1. 检查前应评估患者的状态,确保患者能配合完成检查。

2. 提前告知受检者注意小便等排泄物不要污染体表和衣物。

3. 寒冷季节应注意保暖,候诊室和检查室的温度不能设置过低,避免寒冷导致肌肉震颤和摄取显像剂过多。

4. 注射药物前 10 分钟和检查前的一段时间,受检者应完全处于休息状态。

5. 扫描完成后,由医生初步浏览图像,确定显像图像达到检查目的后通知受检者离开。

6. 检查后嘱咐受检者多饮水,促进显像剂的排出。提醒受检者检查后的当日,其体内仍然具有少量放射性,要注意放射防护,当日避免长时间近距离接触孕妇和婴幼儿。哺乳期女性在检查后当日不哺乳。

【实验方法及步骤】

1. 适应证和禁忌证的确认

(1)适应证

1)严重心肌缺血或心肌梗死区存活心肌的判断,^{18}F-FDG PET 存活心肌显像是目前临床上判断存活心肌的"金"标准。

2)冠状动脉血运重建术前适应证的选择。

3)冠状动脉血运重建术前疗效的预测和治疗效果的评价。

4)严重心肌缺血或心肌梗死患者的预后判断。

(2)禁忌证:只要患者能耐受检查,^{18}F-FDG 心肌代谢显像无绝对禁忌证。

2. 显像剂 为 ^{18}F-FDG。PET 显像时,成人剂量为 259~370MBq(7~10mCi);SPECT 符合线路显像时(现应用较少),成人剂量为 111~185MBq(3~5mCi)。

3. 检查前的准备

(1)检查前禁食至少 12 小时,检查前不用咖啡类饮料。

(2)检查前 24 小时内禁止剧烈运动。

(3)检查前核对患者信息和检查申请单等,并解释检查流程。

(4)询问并记录病史,主要包括症状、异常体征、糖尿病史和冠心病史等。询问并记录主要相关的影像学检查和实验室检验等结果。候诊和检查过程中密切观察受检者病情变化。

(5)检查前测空腹血糖水平,在显像前 1 小时,血糖偏低或正常者口服葡萄糖 50~75g 后30 分钟再测血糖水平,直至将血糖水平控制在 6.7~8.8mmol/L(120~160mg/dl)。如糖尿病患者的血糖浓度增高,可用胰岛素将血糖控制在上述水平。调节血糖水平是显像成功的关键。

(6)受检者上机检查前需要先排空膀胱。

(7)告知受检者在检查过程中尽量保持体位不移动,保持呼吸平稳,必要时可用绑带进行体位固定。

4. 受检者体位 受检者上机后取仰卧位,双上肢上举抱头,图像采集过程中受检者保持体位绝对制动状态,保持呼吸平稳。

5. 图像采集 静脉注射 ^{18}F-FDG 45~60 分钟开始静态图像采集。通常情况下 PET/CT 采集一个床位即可,先行定位扫描确定扫描范围,确保心脏位于探测器视野内,CT 扫描后再行 PET 扫描。CT 扫描参数:管电压 120kV,管电流 20mAs,螺距≥1.0,矩阵 512×512。PET 扫描参数:矩阵 128×128 或 256×256,采集 5~8 分钟。

6. 图像处理 对采集所得数据进行时间和组织衰减校正,选择滤波反投影法或迭代重建法等进行图像重建,获得横断面、冠状面和矢状面的三维断层图像,选择合适的生理及数学模型后可进行心肌 ^{18}F-FDG 的定量计算。

【实验总结】

1. ^{18}F-FDG PET/CT 心肌代谢显像是评价心肌存活、为冠脉再通治疗等提供决策的重要方法。

2. ^{18}F-FDG 代谢图像通常需要与 MPI 图像进行对照,^{18}F-FDG PET 心肌代谢显像是目前临床上判断存活心肌的"金标准"。

3. 调节受检者血糖水平是 ^{18}F-FDG 心肌代谢显像成功的关键。

4. 工作人员要科学、规范地进行辐射防护。对受检者应充分进行辐射防护指导。

【实验思考】

1. ^{18}F-FDG PET/CT 心肌代谢显像的特点和优势有哪些?

2. 简述 ^{18}F-FDG PET/CT 心肌代谢显像在注射显像剂前如何调整血糖以及调整血糖的意义。

第十章 骨骼系统检查技术

实验一　放射性药物 ^{99m}Tc-MDP 的制备

【实验概述】

放射性药物（radiopharmaceuticals）是指含有放射性核素、用于医学诊断和治疗的一类特殊药物。用于研究人体生理、病理和药物在体内代谢过程的放射性核素及其标记化合物，都属于放射性药物的范畴，其中用于显像的放射性核素及其标记化合物习惯上又被称为显像剂（imaging agent）。

骨显像剂主要有两大类，即 ^{99m}Tc 标记的磷酸盐和膦酸盐。前者在化学结构上含无机的 P—O—P 键，以 ^{99m}Tc-焦磷酸（PYP）为代表，其在软组织中清除较慢，本底高，并且 P—O—P 键在血液、软组织及骨骼表面易被磷酸酶水解，所以显影质量差，目前临床较少用于骨显像；后者分子结构中含有机的 P—C—P 键，以 ^{99m}Tc-亚甲基二膦酸盐（MDP）为代表，其不易被磷酸酶水解，静脉注射后 2~3 小时 50%~60% 的显像剂吸附结合于骨骼的无机成分中的羟基磷灰石结晶表面，其余显像剂经肾排出，靶与非靶组织比值高，是比较理想的骨显像剂，也是目前临床主要使用的骨显像剂。

此外，^{18}F-氟化钠（^{18}F-sodium fluoride，Na^{18}F）近年亦被应用于骨显像。^{18}F 与骨骼中羟基磷灰石晶体中 OH$^-$ 化学性质类似，可与之进行离子交换而具有很强的亲骨性。与 ^{99m}Tc 标记的显像剂比较，Na^{18}F 具有更好的药代动力学特性，如更快的血液清除速率和更高的骨骼摄取（比 ^{99m}Tc-MDP 高出 2 倍），具有更佳的骨/本底放射性比值，显示解剖结构更为清晰，但 Na^{18}F 必须由医用回旋加速器生产，且显像设备为 PET 或 PET/CT，费用较高，限制了其作为骨显像剂在临床上的普及应用。

【实验目的】

1. 掌握骨显像剂 ^{99m}Tc-MDP 的制备流程及质控方法。

2. 总结骨显像剂 ^{99m}Tc-MDP 制备过程中出现的问题并寻找解决方法。

【工作原理】

锝［^{99m}Tc］经氯化亚锡还原后，与亚甲基二膦酸形成络合物 ^{99m}Tc-MDP。在无菌操作条件下，将一定体积（4~6ml，740~1 110MBq）新鲜获得的高锝［^{99m}Tc］酸钠注射液注入 MDP 冻干瓶中，再抽取等体积的空气，充分振摇，使冻干品充分溶解，在室温下静置 5 分钟，即制得 ^{99m}Tc-MDP。

【实验要求】

1. 熟练掌握 ^{99m}Tc-MDP 的标记方法及质控方法。

2. 若药物制备失败，能够及时找出出错环节并进行原因分析。

【实验器材及耗材】

新鲜获得的高锝［^{99m}Tc］酸钠注射液、注射用亚甲基二膦酸盐（5mg）冻干瓶、0.9% NaCl、

10ml 注射器、移液器、玻璃微纤维色谱纸、精密 pH 试纸。

【实验注意事项】

1. 制备显像剂时应注意药物制备的环境、高锝[^{99m}Tc]酸钠注射液的选取及标记的细节。

2. 做显像剂质量控制时应严格按照质控器材说明书进行，必须注意每一个环节。

【实验方法及步骤】

1. ^{99m}Tc-MDP 制备方法 国内常用的 MDP 冻干瓶含有亚甲基二膦酸 5mg、氯化亚锡 0.5mg、氢氧化钠适量、抗坏血酸适量。在无菌操作条件下，将一定体积（4~6ml，740~1 110MBq）新鲜获得的高锝[^{99m}Tc]酸钠注射液注入 MDP 冻干瓶中，再抽取等体积的空气，充分振摇，使冻干品充分溶解，在室温下静置 5 分钟，即制得 ^{99m}Tc-MDP。

2. ^{99m}Tc-MDP 的质量控制

（1）^{99m}Tc-MDP 标记成功后观察性状，若为无色透明状，则可进行其他质控，若发现有浑浊或沉淀物，说明药物制备失败，应做质量检测。

（2）pH 检测：采用精密 pH 试纸检测，检测的 pH 范围应在 5.0~11.0。

（3）放射化学纯度分析：分析方法为纸色谱法，载体采用玻璃微纤维色谱纸，展开液为 0.9% NaCl，^{99m}Tc-MDP 的比移值（Rf）=1.0。放射化学纯度（RCP）应大于 90%。

3. ^{99m}Tc-MDP 使用有效期限 ^{99m}Tc-MDP 标记成功后放置 4~5 小时可能会有游离锝产生，显像时甲状腺和胃显影，放置时间最长不超过 6 小时，若大于 6 小时，应按放射性废物处理。

【实验总结】

1. 骨显像剂 ^{99m}Tc-MDP 制备时高锝[^{99m}Tc]酸钠注射液的选取、标记的方式、混合后标记的时间长短均可影响显像剂的标记质量。

2. ^{99m}Tc-MDP 质量控制时，药物的性状、pH 范围、无菌放射化学纯度（RCP）及药物的使用有效期限均可影响显像剂自身的质量及使用效果。

【实验思考】

1. 骨骼显像常见的显像剂有哪些？

2. 骨骼显像剂制备过程中，进行质量控制时应注意哪些方面？

3. ^{99m}Tc-MDP（亚甲基二膦酸盐）的工作原理是什么？

实验二　全身骨显像

【实验概述】

放射性核素骨显像在骨骼疾病的早期诊断方面具有很高的灵敏性，如对恶性肿瘤骨转移的检测，通常能比 X 线平片和 CT 早 3~6 个月发现异常。放射性核素骨显像的另一特点是全身扫描而没有增加额外的辐射剂量，克服了其他影像学检查只能对某一部位或区域成像的局限性，因此更加经济实用。

【实验目的】

1. 掌握放射性核素骨显像检查技术的检查前准备。

2. 掌握放射性核素骨显像检查技术的具体操作方法及步骤。

3. 熟悉放射性核素骨显像技术的显像仪器。

4. 了解放射性核素骨显像技术的显像原理。

5. 了解放射性核素骨显像检查技术的适应证、禁忌证。

【工作原理】

骨显像剂 ^{99m}Tc-MDP 经血液循环到达骨表面,通过离子交换和化学吸附的方式结合于羟基磷灰石结晶表面。显像剂发出的 γ 射线经 SPECT 探测后得到全身骨显像图像。骨骼各部位聚集放射性的多少与其血流灌注量和代谢活跃程度有关,从而用于骨骼疾病的早期诊断。影响骨骼浓聚 ^{99m}Tc-MDP 的主要因素是骨骼的血供状态和新骨的形成速率。显像剂发出的 γ 射线经 SPECT 探测后得到全身骨显像图像,用于骨骼疾病的早期诊断。

【实验要求】

1. 熟悉 SPECT 的工作状态及操作界面。

2. 掌握检查前准备,包括临床病史采集、示踪剂的选择以及注射方式等。

3. 能够根据受检者申请单上的信息和病情要求,选择合理的检查方法。

4. 能够保证显像图像达到影像诊断的目的。

【实验器材及耗材】

1. SPECT。

2. 显像剂　^{99m}Tc-MDP。

【实验注意事项】

1. 注射骨显像剂后 2 小时内尽量多喝水,以加速清除非骨组织吸附的显像剂。

2. 小便时避免尿液沾染衣物,若沾染则需上机检查前去除衣物。

3. 扫描前去除身上金属物品,避免影响检查。

【实验方法及步骤】

1. 适应证、禁忌证的确认

(1)适应证

1)有恶性肿瘤病史,早期寻找骨转移灶,治疗后随访。

2)评价不明原因的骨痛和血清碱性磷酸酶升高。

3)已知原发骨肿瘤,检查其他骨骼受累情况以及转移病灶。

4)临床怀疑骨折。

5)早期诊断骨髓炎。

6)临床可疑代谢性骨病。

7)诊断缺血性骨坏死。

8)骨活检的定位。

9)观察移植骨的血供和存活情况。

10)探查或诊断骨、关节炎性病变和退行性病变。

11)评价骨病治疗前后的疗效。

(2)禁忌证:无明确禁忌证,孕妇及哺乳期妇女使用应谨慎。妊娠期内一般不用,必须使用时,应权衡利弊。哺乳期妇女必须用本品时,应停止哺乳 24~48 小时。对特殊人群,应提前做好宣教和相关措施。

2. 显像剂　一般选用 ^{99m}Tc-MDP,成年人使用剂量为 555~925MBq(15~25mCi),体重大的患者可酌情加量;儿科患者剂量按 9.25MBq/kg 计算,最小剂量不应低于 37MBq。

3. 检查前的准备

(1)注射显像剂前受检者无需特殊准备,可正常饮食、服药。检查前 2 天不宜做钡餐等检查,以免钡剂滞留于肠道影响图像观察。

（2）静脉注射显像剂后至显像前,嘱咐受检者多饮水以加速清除非骨组织的显像剂。成年人在注射显像剂后饮水不少于 400ml,一般 2 小时内饮水应达到 500~1 000ml。不能饮水者建议静脉补液以获得更高的图像质量和加快显像剂排泄。

（3）检查前嘱受检者排空膀胱,以减少充盈膀胱对图像的影响。留置导尿管者须将尿袋放空,并注意尿袋外表有无污染以免沾染检查床面。

（4）注意不要让尿液或显像剂污染患者的衣物和身体。如果衣物有明显污染,须更换衣物,或者褪去衣物加做该部位局部显像,或者加做断层融合显像。如肢体等有污染,可用吸水纸,或者可加做斜位局部显像,或者加做断层融合显像。

（5）显像前请受检者摘除腰带扣、饰品等高密度物品,无法去除者须在申请单上注明该物品及位置。

（6）因疼痛而不能保持检查体位者,可先给予镇痛药物。对儿童等不能配合者可予以水合氯醛等镇静。

4. 受检者体位　让患者仰卧于检查床,尽量让患者感觉舒适、放松。头正,身直,两侧髂嵴在同一水平,双臂紧贴身体两侧,肘关节夹紧,双手贴于大腿两侧,五指并拢,手心向上。双足尖并拢向前,双足跟分开,呈八字状。根据需要,也可以采用其他体位,比如脊柱后凸畸形无法躺平者,可于颈肩背部垫物,一侧下肢无法伸直者可于腘窝处垫物。

5. 图像采集　能峰 140keV,窗宽 20%,放大倍数（Zoom）1.0。矩阵 256×1 024。扫描速度 12~20cm/min,保证全身有效计数在 1.5M 以上为佳。图像采集时探头应尽量贴近患者,设备条件允许下,可使用体表轮廓跟踪技术,以提高图像质量。采集范围从颅顶至足尖。

6. 数据处理　医师根据申请单,正确选择患者全身骨显像数据,并确认患者姓名、性别、年龄、检查编号等信息正确。依次导入后前位和前后位原始图像,调整色阶和对比度,根据图像显示效果调整本底,制订相应标准,保证图像处理参数的一致性。处理完成后,核对图像显示信息的完整性及准确性,包括姓名、性别、年龄、编号、采集时间、医院名称等,经医师确认符合诊断要求后打印彩图。

【实验总结】

1. 放射性核素骨显像通过放射性核素检测骨组织的形态或代谢异常,在骨骼病变的早期诊断和筛查中具有优势,是核医学显像临床应用最多的项目。

2. 放射性核素骨显像扫描前的准备工作至关重要。

3. 对放射防护要给予充分的重视。

【实验思考】

1. 放射性核素骨显像技术的显像仪器有哪些?

2. 简述放射性核素骨显像的优势。

实验三　核素骨显像的伪影分析及处理

【实验概述】

伪影（artifacts）是指原本被扫描物体并不存在而在图像上却出现的各种形态的影像。伪影大致分为与设备有关和与患者有关两类。

【实验目的】

1. 掌握骨骼系统核素显像常见伪影的识别及处理。

2. 熟悉注射、采集程序和疾病因素导致的伪影原理。

3. 了解核素标记和设备质控因素导致的伪影原理。

【工作原理】

核素骨显像过程中可出现各种伪影,须加以识别和处理。须注意分析放射性药物质量问题、注射技术问题、设备质控问题、污染、体位变动、泌尿系统异常摄取、软组织和骨外器官异常摄取等导致的伪影。

【实验要求】

掌握常见伪影的表现并能够处理。

【实验器材及耗材】

1. SPECT。

2. 显像剂 ^{99m}Tc-MDP。

3. SPECT 图像处理工作站。

【实验注意事项】

1. 充分分析图像表现,详细询问患者病史,结合既往影像学检查。

2. 注意分析放射性药物本身、注射本身、设备质控、采集过程、图像重建、患者自身因素导致的伪影。

【实验方法及步骤】

1. 放射性药物质量问题导致的伪影　放射性药物的质量是影响图像质量的主要原因,包括标记物的化学纯度、放射化学纯度和药物稳定性等。标记好的放射性药物应尽快使用,放置时间越长,其稳定性越差。图 10-1 显示了放射性药物标记率低导致骨骼摄取显像剂差。针对此种伪影,须 24 小时后重新注射标记良好的放射性药物,然后再次采集图像。

2. 注射技术导致的伪影　由放射性药物注射失败或不当造成。推注速度过快/压力过大或体位变动,药物外渗,表现为注射点浓聚,较易排除。误将显像剂注入动脉可出现该动脉供血区软组织浓聚影。图 10-2 显示了注射点药物残留导致注射点浓聚伪影。此种伪影可用工作站上的抠图模块抠掉浓聚区。须加强注射技术培训。

3. 设备本身质量问题导致的伪影　设备本身质量问题,如探头脱离正常轨道造成旋转中心偏移

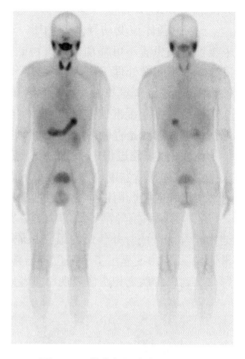

图 10-1　药物标记率低导致伪影

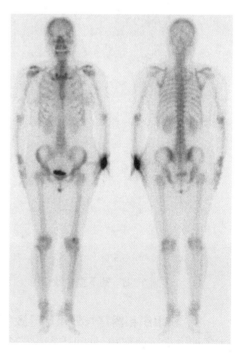

图 10-2　药物注射残留产生伪影

或设备均匀性校正不当,可导致部分软组织异常放射性浓聚影。对此类伪影,应在核医学科日常工作中加强设备质控。

4. 污染导致的伪影　尿液或药液污染导致的伪影极为常见。处理方法有:嘱患者褪去衣物,采集局部静态图像;吸水纸吸附污染处后采集图像;旋转探头采集不同角度图像;加做可疑部位的 SPECT/CT 断层显像。

5. 患者体位变动导致的伪影　较为多见。体位变动伪影在 SPECT/CT 重建时更明显。采集前告知患者不可移动。在进行断层显像时,应常规检查原始采集数据,确保真实可靠,再进行下一步图像处理工作。选取 CT 和 SPECT 重建数据,导入融合处理程序,程序会显示三轴融合图像,仔细浏览每帧图像,确定 SPECT 和 CT 图像配准正确,然后才能开始分析图像。如生理性位移引起配准偏差,可微调图像配准位置;如体位移动引起较大偏差,须由高年资医师评估该图像数据是否可以用于诊断。

6. 图像重建过程中产生的投影后伪影　图像重建过程中可以产生投影后伪影。如膀胱未排空时,局部骨盆断层图像易受膀胱内放射性的影响,表现为沿着膀胱壁向外的条状异常放射性浓聚和向膀胱内延伸的放射性缺损区。因此,患者检查前须排空膀胱。

7. 泌尿系统异常导致的伪影　肾脏大小/位置异常(异位肾/肾下垂)及先天性泌尿系统结构异常是造成骨外伪影的最常见原因。肾盂肾盏扩张积水,输尿管扩张也可表现为腹部异常影像。图 10-3 显示了肾脏位置异常导致的伪影。图 10-4 显示了肾盂输尿管积水导致的伪影。结合患者病史和图像表现不难鉴别。

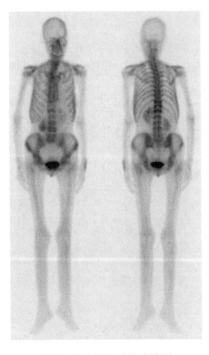

图 10-3　肾下垂导致伪影

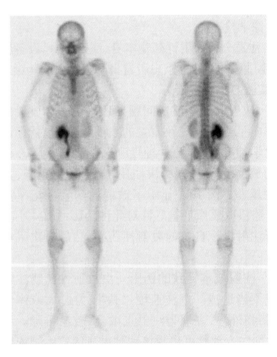

图 10-4　肾积水导致伪影

8. 软组织和器官骨外摄取导致的伪影　包括:①骨化性肌炎;②软组织和器官内钙化;③多种因素综合作用,如间质容积扩大、局部血流和渗透性改变及组织局部钙化等;④放疗后改变;⑤组织缺血坏死、肾衰竭和高钙血症器官内钙盐沉积;⑥新鲜的心肌梗死和心肌淀粉样变;⑦胸腔积液;⑧某些软组织肿瘤及其转移灶,如神经母细胞瘤、乳腺癌和肺癌摄取显像剂。注意分析图像表现、患者病史,结合其他影像学检查,必要时加做SPECT/CT断层显像。图10-5显示放疗后骨质疏松导致胸椎上段放射性减低,结合病史和图像表现不难鉴别。图10-6显示右侧肋骨弥漫性异常放射性摄取增高,结合病史,考虑胸腔积液所致。图10-7提示右侧乳腺异常放射性摄取增高,结合病史,考虑乳腺原发肿瘤所致。

9. 其他原因导致的伪影　如图10-8~图10-10。

【实验总结】

1. 放射性药物本身质量、注射技术、采集程序、设备本身质控和患者自身疾病均可导致伪影。

2. 结合图像表现,询问患者病史,参考其他影像学检查,适时加做局部显像或SPECT/CT断层显像,不难发现并处理常见伪影。

【实验思考】

1. 骨骼显像常见伪影有哪些?

2. 这些伪影如何处理,如何避免?

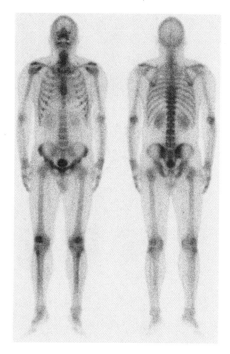

图10-5　放疗后显像剂摄取减低

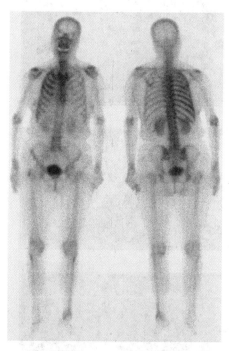

图10-6　胸腔积液致右侧肋骨弥漫性异常放射性摄取增高

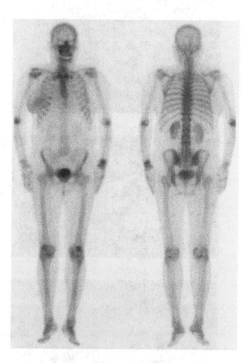

图10-7　乳腺肿瘤摄取显像剂

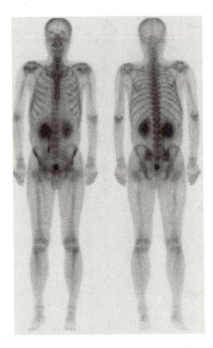 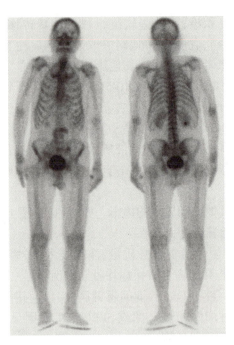

图 10-8　多次化疗后的双肾异常浓聚　　图 10-9　全身骨显像示下腹部条带状异常
　　　　　　　　　　　　　　　　　　　　　　　　显像剂增高

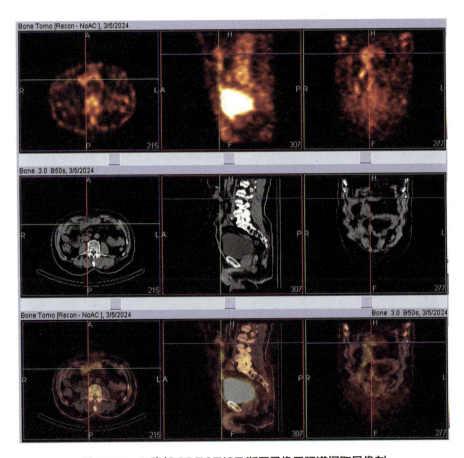

图 10-10　下腹部 SPECT/CT 断层显像示肠道摄取显像剂

第十一章 呼吸系统检查技术

实验一 肺通气显像

【实验概述】

肺通气显像(pulmonary ventilation imaging)在临床上常用于了解呼吸道的通畅情况及各种肺部疾病的通气功能变化,诊断气道阻塞性疾病,评估药物及手术治疗前后的通气功能,可以用来评价肺的局部通气功能、气道是否通畅及肺泡气体交换功能的状况,常与肺灌注显像配合,用于肺栓塞和阻塞性肺疾病的诊断和鉴别诊断,有安全、无创伤、辐射低、灵敏度高、早期诊断等优势。目前,肺通气显像的图像采集方式包括平面采集、SPECT 断层采集、SPECT/CT 断层融合采集。SPECT/CT 断层融合采集将功能代谢显像与解剖结构显像有机地结合起来,大大提高疾病的诊断效能。

【实验目的】

1. 掌握肺通气显像的检查前准备和给药方式。

2. 掌握肺通气显像的具体操作方法及步骤。

3. 了解肺通气显像的显像原理。

4. 了解肺通气显像的适应证、禁忌证。

【工作原理】

用于肺通气显像的放射性药物主要以放射性气体或放射性气溶胶为主,具体包括放射性惰性气体(^{133}Xe 和 ^{81m}Kr)和放射性气溶胶[^{99m}Tc-DTPA 和锝气体(^{99m}Tc-technegas)]。该技术的主要原理是,吸入的放射性气体或放射性气溶胶随呼吸运动进入气道及肺泡内,随后呼出,反复吸入达动态平衡后,局部的放射性分布与该处的通气量成正比,通过 SPECT 可以获得气道主干至全肺肺泡的放射性气体分布影像。正常显像表现为放射性分布均匀,异常的时候出现放射性分布稀疏、缺损及浓聚性"热点",就能够以此判断气道通畅情况及病变状态,以达到诊断目的。

【实验要求】

1. 掌握肺通气显像的检查前准备、给药方式、采集流程及图像后处理。

2. 能够保证显像图像达到影像诊断的目的。

【实验器材及耗材】

1. 锝气体发生器。

2. SPECT。

3. 放射性药物 ^{99m}Tc-technegas。

【实验注意事项】

1. 检查当天无需特殊准备,必要时可先吸氧 10 分钟。

2. 去除颈部饰品,穿无金属配件的衣物。

3. 检查后嘱咐受检者多饮水,促进放射性药物的排出。

4. 检查后避免去人群密集的地方,24小时内避免近距离接触孕妇以及婴幼儿。

【实验方法及步骤】

1. 确认适应证、禁忌证

（1）适应证

1）了解呼吸道的通畅情况及各种肺部疾病的通气功能变化,诊断气道阻塞性疾病。

2）评估药物及手术治疗前后的通气功能,观察疗效。

3）与肺灌注显像配合,鉴别诊断肺栓塞和阻塞性肺疾病等。

4）肺减容手术适应证选择,手术部位和范围确定及术后残留肺功能预测。

（2）禁忌证:无明确禁忌证。

2. 显像剂 ^{99m}Tc-technegas,25~30MBq。

3. 检查前准备

（1）锝气体制备:按照锝气体发生器的操作规范进行制气备用。

（2）告知患者检查的基本原理、目的、流程、潜在风险及应对措施,以取得患者同意及配合,签署知情同意书。

（3）评估患者当天病情及能否耐受检查情况,对患者进行呼气训练。

（4）医务人员穿戴隔离衣、帽子、口罩、铅眼镜等防护装备,引导患者进入给药室进行吸气。

（5）引导患者配合深呼吸气,肺通气功能较正常的患者给予1~3次吸入,肺通气功能较差的患者酌情增加吸入次数,肺功能极差者甚至可吸入达十余次,可将环境剂量监测仪贴近患者背部,计数约40~80μGy/h。吸气完毕后,交代患者休息10分钟后去检查室等候检查。

（6）核医学技术人员必须认真阅读检查申请单,确认检查项目。核对患者年龄、性别等基本信息,询问简单的病史及症状。与患者沟通检查体位、流程及注意事项。对于儿童及危重患者,应随时观察患者配合情况及有无不适表现。

4. 受检者体位 仰卧位,双臂上举抱头且用束带固定,嘱患者平静呼吸,不能移动,平稳呼吸。

5. 平面显像 采用低能高分辨准直器,能峰为140keV,推荐矩阵为256×256,窗宽为20%,放大倍数1.46。采集时探头尽量靠近患者胸壁,推荐采集8个体位(前位、后位、左侧位、右侧位、左前斜、右前斜、左后斜、右后斜),每个体位采集500~1 000k。

6. 定位片 CT定位片:扫描长度400mm,90kV,30mA,范围为肺尖至较低侧肋膈角下2~3cm。SPECT定位范围大于CT定位范围。

7. CT扫描参数 采用低剂量CT扫描,矩阵512×512,管电压120kV,管电流50mA,螺距0.938。CT图像重建:重建层厚3mm,层距1.5mm,FOV 350mm,肺部增强滤波,增强值0.25。

8. SPECT扫描参数 矩阵为64×64,放大倍数1.46。旋转360°,每6°采集一帧,共采集60帧,15~20秒/帧。

9. 数据处理及图像重建

（1）平面图像的构建:肺灌注显像完成后一同处理。

（2）SPECT断层图像后处理:肺灌注显像完成后一同处理。

（3）SPECT/CT断层图像融合处理:根据仪器型号具体选择融合软件,分别通过计算机重建处理SPECT、CT原始采集数据,然后再通过融合技术将二者进行同机融合获得融合影像。有条件者可进行三维影像重建。

（4）图像显示:①根据诊断需求可以设定图像显示排版模板,调整倍数,图像尽量充满显示框并居于中央,调整色彩、色阶及对比度,保证正常图像或病灶图像显示完整、清晰、有层次感;②要求显示患者信息、采集体位、采集时间、医院名称等。

（5）评估采集图像质量是否合格,排版图像是否符合诊断要求。图 11-1 及图 11-2 为肺通气显像结果。

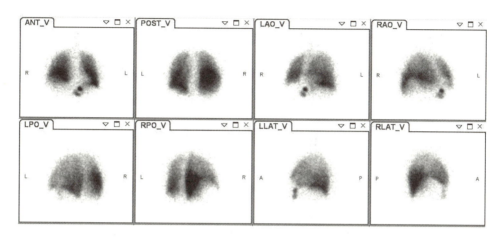

图 11-1 肺通气平面影像

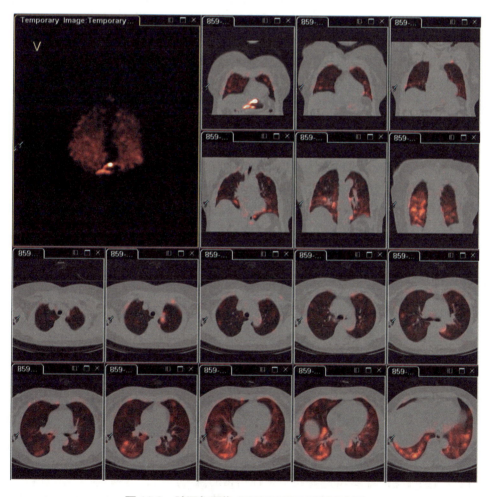

图 11-2 肺通气显像 SPECT/CT 断层融合图

【实验总结】

1. 肺通气显像是将放射性气体或气溶胶经呼吸道吸入双肺,通过体外放射性显像装置显示双肺各部位的放射性分布状态从而判断气道通畅情况及病变状态,以达到诊断目的。

2. 肺通气显像的吸气试验、图像采集是重点。

3. 对放射防护,特别是气溶胶内照射的防护,要给予充分的重视。

【实验思考】

1. 肺通气显像的采集方式有哪些?

2. 肺通气显像的适应证有哪些?

实验二　肺灌注显像

【实验概述】

肺灌注显像(pulmonary perfusion imaging)在临床上常用于诊断肺栓塞,同时在慢性阻塞性肺部疾病、肺动脉高压、肺叶切除术前定量评估肺功能等方面具有辅助诊断及疗效监测的重要价值,有安全、无创伤、辐射低、灵敏度高、早期诊断等优势。目前,肺灌注显像的图像采集方式包括平面采集、SPECT 断层采集、SPECT/CT 断层融合采集。SPECT/CT 断层融合采集将功能代谢显像与解剖结构显像有机地结合起来,并能通过应用软件进行定量分析,提供更多的诊断信息。

【实验目的】

1. 掌握肺灌注显像的检查前准备和显像剂注射。

2. 掌握肺灌注显像的具体操作方法及步骤。

3. 了解肺灌注显像的显像原理及适应证、禁忌证。

【工作原理】

用于肺灌注显像的放射性药物主要以放射性核素 ^{99m}Tc 标记的大颗粒聚合人血清白蛋白(macro aggregated albumin,MAA)和人血清白蛋白微球(human albumin microspheres,HAM)。该技术的主要原理是,肺泡毛细血管直径 7~9μm,经静脉注射大于肺泡毛细血管直径(9~60μm)的放射性核素标记的颗粒后,这些颗粒随血流进入肺血管,暂时嵌顿在肺毛细血管床内,局部嵌顿的颗粒数与该处的血流灌注量成正比。通过 SPECT 可以获得肺毛细血管床影像。正常时双肺内放射性分布均匀,异常时出现放射性分布稀疏或缺损,可以此诊断肺栓塞、慢性阻塞性肺疾病、肺动脉高压等肺部疾病。

【实验要求】

1. 掌握肺灌注显像的检查前准备、显像剂注射、采集流程及图像后处理。

2. 能够保证显像图像达到影像诊断的目的。

【实验器材及耗材】

1. SPECT。

2. 放射性药物　^{99m}Tc-MAA。

【实验注意事项】

1. 检查当天无需特殊准备。

2. 去除颈部饰品,穿无金属配件的衣物。

3. 检查后嘱咐受检者多饮水,促进放射性药物的排出。

4. 检查后避免去人群密集的地方,24 小时内避免近距离接触孕妇以及婴幼儿。

【实验方法及步骤】

1. 确认适应证、禁忌证

（1）适应证

1）肺栓塞的诊断及疗效监测。

2）肺肿瘤术前判断分肺功能。

3）慢性阻塞性肺疾病的评价。

4）评估肺动脉高压的病因。

5）移植肺的评估；评估先天性肺部疾病，包括心脏分流、肺动脉狭窄、动静脉瘘及其治疗疗效；支气管胸膜瘘的诊断；评估慢性肺实质疾病，如囊性纤维化。

（2）禁忌证

1）有严重肺动脉高压、肺血管床极度受损的患者应慎用或禁用。

2）有由右到左分流的先天性心脏病患者，放射性颗粒通过右心到左心的分流道进入体循环可能引起脑和肾等血管栓塞，应慎用或禁用。

3）对显像剂严重过敏者。

2. 显像剂 ^{99m}Tc-MAA 111-185MBq（3~5mCi）。

3. 检查前准备

（1）结合患者临床资料，评估患者能否耐受检查以及合适的检查方式。常规患者一般安排"一日法"进行检查：通气显像后，随即进行灌注显像。对于孕妇、疑似大面积肺栓塞或通气功能极差的患者，为了使辐射量最小化，仅行肺灌注显像评估，或者"两日法"：第1天行低剂量肺灌注显像，第2天行肺通气显像。如患者肺通气显像计数率过高，建议第2天行肺灌注显像。

（2）详细告知患者及家属潜在检查风险，指导其签署"肺通气/灌注显像检查知情同意书"。

（3）如行"一日法"，须根据肺通气显像的计数率大致判断肺灌注显像的用药剂量，推荐肺通气/灌注显像活度比为1:4，此时诊断效能最佳。

（4）配制显像剂：用锝液与半成品 MAA 加生理盐水混合标记。

（5）药物质量控制：应进行 ^{99m}Tc-MAA 的放射化学纯度测定，定期或必要时进行 MAA 颗粒大小测定。

（6）肺灌注显像后，如出现肺外分流情况，核医学技术人员应当与医师沟通，加做全身静态显像或头部平面或断层显像。

（7）记录注药时间、剂量、肺灌注显像的计数率。

4. 受检者体位　仰卧位，双臂上举抱头且用束带固定，嘱患者平静呼吸，不能移动，平稳呼吸。

5. 平面显像　采用低能高分辨准直器，能峰为 140keV，推荐矩阵为 256×256，窗宽为 20%，放大倍数 1.46。采集时探头尽量靠近患者胸壁，推荐采集 8 个体位（前位、后位、左侧位、右侧位、左前斜、右前斜、左后斜、右后斜），每个体位采集 500~1 000k。

6. 定位片　CT 定位片：扫描长度 400mm，90kV，30mA，范围为肺尖至较低侧肋膈角下 2~3cm。SPECT 定位：范围大于 CT 定位范围。

7. CT 扫描参数　采用低剂量 CT 扫描，矩阵 512×512，管电压 120kV，管电流 50mA，螺距 0.938。CT 图像重建：重建层厚 3mm，层距 1.5mm，FOV 350mm，肺部增强滤波，增强值 0.25。

8. SPECT 扫描参数　矩阵为 64×64，放大倍数 1.46。旋转 360°，每 6° 采集一帧，共采集 60 帧，12 秒/帧。

9. 数据处理及图像重建

（1）平面图像的构建：①同时调取肺通气、肺灌注图像，进入图像后处理相应 Lung 软件，按照相同体位对照显示模式,显示出 8 个体位;②调整显示倍数,调整色阶和对比度,使通气、肺灌注图像灰度接近;③如有异常病灶,可用箭头、文字标识;④核对图像显示信息的完整性,包括姓名、病历号、检查号、采集时间、医院名称等;⑤保存图片,传输到报告工作站。

（2）SPECT 断层图像后处理:①同时调取肺通气、肺灌注的 SPECT 原始数据进行图像重建;②获得肺水平切面、冠状切位及矢状切位,调整层面、图像灰度,使肺通气、灌注对比大致一致;③如有异常病灶,可用箭头、文字标识;④核对图像显示信息,保存图片,传输到报告工作站。如行 SPECT/CT 断层融合显像,可不处理 SPECT 断层图像。

（3）SPECT/CT 断层图像融合处理:根据仪器型号具体选择融合软件,调取 SPECT、CT 原始采集数据,通过计算机重建处理,然后再通过融合技术将二者进行同机融合,获得融合影像。有条件者可进行三维影像重建。如图像后处理软件不支持肺通气、灌注断层融合图像在同一图像上对比显示,可自行设置图像显示模板,将肺通气、灌注图像单独处理,但尽量调整至同一层面以便于对比。

（4）定量分析:利用一些软件,调取 SPECT、CT 原始数据进行精细化的肺叶及肺功能定量分析。

（5）评估采集图像质量是否合格,排版图像是否符合诊断要求,建议将原始 CT 图、平面显像对比图（图 11-3）、SPECT 断层对比图或肺通气、灌注断层融合图像,如图 11-4,传输至报告系统。

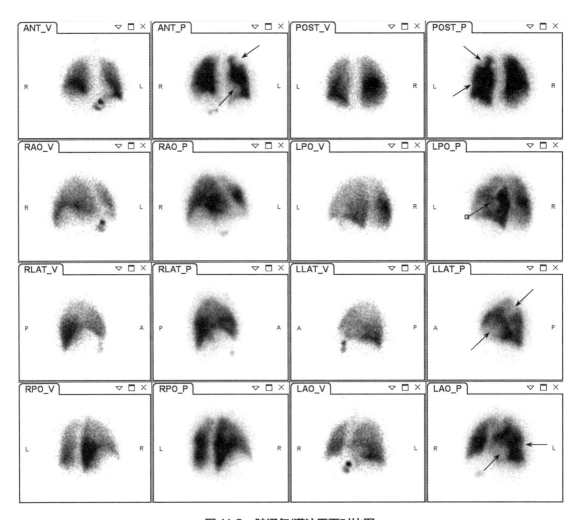

图 11-3 肺通气/灌注平面对比图

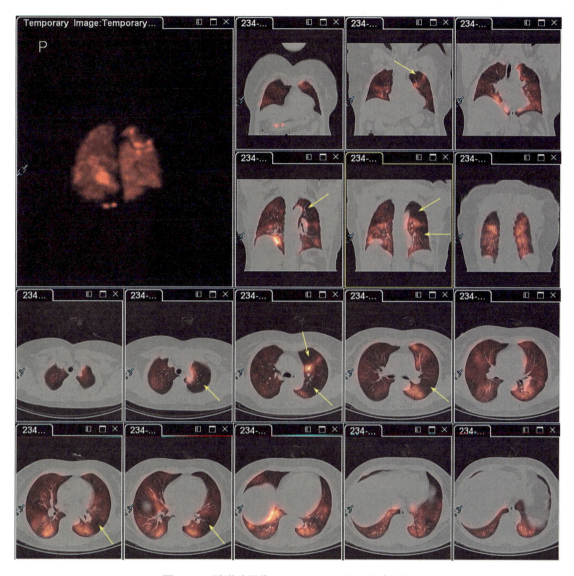

图 11-4　肺灌注显像 SPECT/CT 断层融合图像

【实验总结】

1. 核医学肺通气/灌注显像是目前诊断肺栓塞最敏感的检查方法,而且同其他检查相比,该方法安全,没有创伤,辐射低,可早期诊断,准确率可达 90%~95%。

2. 肺灌注显像的显像剂注射、图像采集及后处理是重点。

3. 对放射防护要给予充分的重视。

【实验思考】

1. 肺灌注显像的采集方式有哪些?

2. 肺灌注显像的适应证有哪些?

第十二章 非 ^{18}F-FDG PET/CT 肿瘤显像检查技术

实验 非 ^{18}F-FDG PET/CT 肿瘤显像

【实验概述】

放射性核素显像是利用放射性核素及其标记物进行器官和病变的显像。它利用放射性核素或其标记化合物作为示踪剂,引入人体后能够选择性地分布在特定的器官或病变组织内,在体外描记放射性示踪剂在体内的分布规律,从而显示人体系统、器官或病变组织的形态、功能、代谢的变化,实现对疾病进行定位、定性、定量诊断的目的。

目前人体内大部分器官均可以用放射性显像剂标记检查。显像技术的仪器也从最初的扫描仪发展到 γ 照相机、SPECT、SPECT/CT、PET/CT、PET/MRI 等,将功能代谢显像与解剖结构显像有机地结合起来。随着 SPECT、PET/CT 的普及,以 ^{99}Tc、^{18}F、^{68}Ga 为代表的诊断用放射性药物被开发用于诊断肿瘤、心脑血管疾病、肾功能、神经系统疾病。以镓(^{68}Ga)标记的靶向前列腺特异性膜抗原(prostate-specific membrane antigen,PSMA)分子探针为示踪剂的 PET/CT 是近年进入临床应用的分子影像学新技术,其诊断效能优异,并且在实现诊疗一体化方面前景广阔。

【实验目的】

1. 掌握非 ^{18}F-FDG PET/CT 检查技术的检查前准备。

2. 掌握 PET/CT 检查技术的具体操作方法及步骤。

3. 了解非 ^{18}F-FDG PET/CT 检查技术的适应证。

【工作原理】

镓(^{68}Ga)标记的靶向前列腺特异性膜抗原(^{68}Ga-PSMA)分子探针是最近进入临床应用的影像学新技术,其诊断效能优异,对前列腺癌原发灶和转移灶的诊断、临床决策指导、生化复发的检出、预后评估等具有独特价值。PSMA 是前列腺特异性膜抗原,是在所有前列腺组织中均有表达的一种跨膜糖蛋白。几乎所有前列腺癌的原发和转移病灶中均有 PSMA 表达,多种恶性肿瘤可见到 PSMA 高表达,尤以前列腺癌为著。

【实验要求】

1. 掌握检查前准备,包括临床病史采集、示踪剂的选择以及注射方式等。

2. 能够根据受检者申请单上的信息和病情要求,选择合理的检查方法。

3. 能够保证显像图像达到影像诊断的目的。

【实验器材及耗材】

1. PET/CT。

2. 显像剂 ^{68}Ga-PSMA。

【实验注意事项】

1. 检查前 2 小时内水化,根据患者状态建议饮水 500ml。

2. 检查前安静休息,检查时确保受检者无躁动,可以满足检查时稳定体位要求。

3. 受检者上机检查前需要先排空膀胱,适度饮水。

4. 检查后嘱咐受检者多饮水,促进示踪剂的排出。哺乳期女性检查后应该与婴儿隔离,建议给药后 24 小时方可继续哺乳。

【实验方法及步骤】

1. 适应证、禁忌证的确认

(1)适应证

1)针对复发性前列腺癌肿瘤组织的定位。

2)高危前列腺癌患者外照射制订放疗计划术前或肿瘤术前的分期。

3)PSMA 靶向的放射性治疗前和治疗中病变的分期。

4)高度可疑前列腺癌患者初次活检阴性后靶向活检部位。

5)转移性前列腺癌系统性治疗的疗效监测。

(2)禁忌证

1)有碘对比剂过敏病史的受检者不宜做增强。

2)对于肾脏功能不全者不宜做增强。

3)孕期及哺乳妇女。

2. 显像剂 一般选择非手术侧或非病灶所在侧的上肢静脉注射药物,注射剂量成人一般为 1.8~2.2MBq/kg 体重。

3. 检查前的准备

(1)依据检查申请单来明确检查目的和要求,并了解被检查者的病情。

(2)采集受检者的详细资料,包括年龄、性别、身高、体重、有无糖尿病、妊娠或哺乳以及既往病史资料等。

(3)采集前 2 小时内水化,根据患者状态建议饮水 500ml。

(4)检查前 24 小时内禁止剧烈运动。

(5)及时告知受检者检查前的注意事项并做好解释工作,消除受检者的紧张心理,取得受检者的合作。

(6)评估患者能否耐受检查并嘱其仰卧位,双臂上举过头 20 分钟以上。医师须嘱患有幽闭恐惧症的被检者在检查过程中不要躁动,进行平静、均匀的呼吸。

(7)如须静脉注射对比增强剂,应注意确保受检者无碘过敏病史。

(8)患者候诊区域温度保持在 18~24℃。

4. 受检者体位 一般在注射后 60 分钟(可接受的采集时间为 50~100 分钟)开始进行图像采集。受检者上机后取仰卧位,颅脑显像时双上肢自然下垂于身体两侧,其他部位显像时双上肢上举抱头,图像采集过程中受检者保持体位绝对制动状态,平静、均匀地呼吸。

5. CT 数据采集 通过采集定位片确定扫描范围,确保 PET 图像与 CT 图像在轴位上匹配。然后进行 CT 扫描,一般扫描条件:100~120kV,100~150mAs,可启用剂量自适应调节功能。根据需要还可以进行局部 CT 扫描。

6. PET 数据采集 CT 数据采集完成后,受检者被送入机架后端的 PET 扫描野,进行 PET 发射扫描,从大腿中部到头部采集全身图像,一般采集 5~7 个床位,3~5 分钟/床位。

7. 数据处理及图像重建 在 PET 完成第 1 个床位的数据采集前,CT 的图像重建就已经完成。随着 PET 数据的不断采集,由 CT 数据进行的衰减校正同步进行,完成 PET 数据衰减校正后的 PET 图像与 CT 融合图像就自动生成,如图 12-1。扫描完成后,由医生初步浏览图像,确定显像图像达到检查目的后通知受检者离开。检查后告诉受检者多饮水、多小便,促进示踪剂的排出,同时提醒受检者检查后数小时内体内仍然具有少量放射性,要适当注意放射防护。

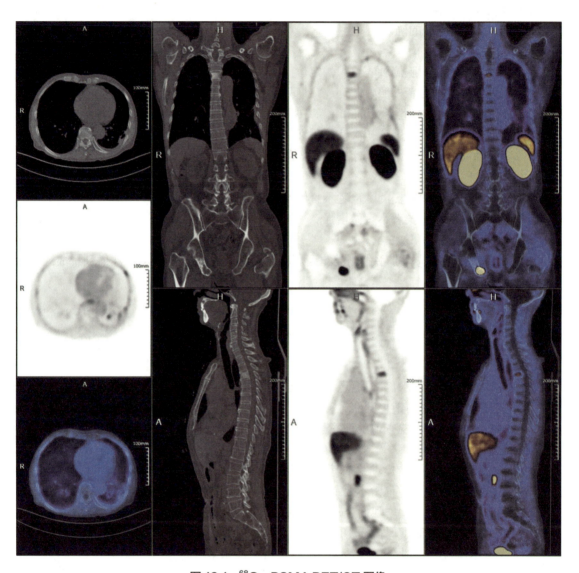

图 12-1 ⁶⁸Ga-PSMA PET/CT 图像

【实验总结】

1. ⁶⁸Ga-PSMA PET/CT 是近年进入临床应用的影像学新技术,其诊断效能优异,对前列腺癌原发灶和转移灶的诊断、生化复发的检出、预后评估、临床决策指导等具有独特价值,并且在实现核医学分子影像诊疗一体化临床应用方面有广阔前景。

2. PET/CT 扫描前的准备工作至关重要,须严格按照操作规范执行,以免影响图像的质量。

3. 实验过程中对放射防护要严格按照核医学辐射安全管理流程执行。

【实验思考】

1. ^{68}Ga-PSMA PET/CT 与 ^{18}F-FDG PET/CT 准备过程中有哪些不同？

2. 近些年新型肿瘤分子探针主要有哪些进行到了临床科研应用阶段？

第十三章　消化系统检查技术

实验一　Na^{99m}TcO$_4$ SPECT 唾液腺动态显像

【实验概述】

唾液分泌为人体重要的排泄途径之一,具有润滑口腔黏膜、溶解食物和协助吞咽的作用,此外,唾液中含有的淀粉酶和溶菌酶,能帮助分解淀粉,并对局部有一定的免疫保护功能。唾液腺显像(salivary gland imaging)作为核医学常见显像方式,具有无创性、功能性检查的优点,在不影响机体生理功能的情况下,能够观察显像剂在腺体内分布情况,对唾液腺的摄取及排泄功能进行定量分析。

【实验目的】

1. 掌握唾液腺动态显像检查技术的检查前准备。

2. 掌握唾液腺动态显像检查技术的具体操作方法及步骤。

3. 熟悉唾液腺动态显像技术的显像仪器。

4. 了解唾液腺动态显像技术的显像原理。

5. 了解唾液腺动态显像检查技术的适应证、禁忌证。

【工作原理】

唾液腺显像常用的显像剂是 Na^{99m}TcO$_4$。唾液腺小叶内导管上皮细胞具有从血液中摄取和分泌 Na^{99m}TcO$_4$ 的功能,静脉注射的 Na^{99m}TcO$_4$ 可随血流到达唾液腺,被小叶细胞从周围毛细血管中摄取并积聚于腺体内,在一定刺激下分泌到口腔,从而通过 SPECT 显像可了解唾液腺的位置、形态、大小、功能及导管的通畅情况。Na^{99m}TcO$_4$ 较其他放射性药物更易于制备。

【实验要求】

1. 掌握检查前准备,包括临床病史采集、示踪剂的选择以及注射方式等。

2. 熟悉 SPECT 的工作状态及操作界面。

3. 能够根据受检者申请单上的信息和病情要求,选择合理的检查方法。

4. 能够保证显像图像达到影像诊断的要求。

【实验器材及耗材】

1. **实验仪器**　SPECT 或 SPECT/CT。

2. **显像剂**　Na^{99m}TcO$_4$。

【实验注意事项】

1. 患者体位要摆正,否则会影响双侧对称性图像的判断。

2. 采集过程中要避免发生体位移动,否则会产生移动伪影。

3. 采集时探头要尽量贴近患者体表。

【实验方法及步骤】

1. 适应证、禁忌证的确认

（1）适应证

1）各种唾液腺疾病的诊断,包括干燥综合征、贝尔麻痹、涎腺结石、腺体发育不全和导管阻塞。

2）唾液腺占位性病变的诊断。

3）异位唾液腺的诊断。

4）放疗后的放射性损伤监测。

（2）禁忌证:无明确禁忌证,妊娠期及哺乳期妇女慎用。

2. 显像剂

（1）显像剂:$Na^{99m}TcO_4$。

（2）显像剂剂量:成人剂量 185~370MBq（5~10mCi）,儿童剂量 7.4MBq/kg。

3. 检查前准备

（1）检查前 48 小时不要服用过氯酸钾,可正常饮食。

（2）检查前去除颈部金属饰品或遮挡颈部的衣物,充分暴露颈部。

（3）检查前尽量对患者进行宣教,固定患者头部,嘱咐患者在检查过程中保持体位不动。

4. 受检者体位　常规选择仰卧位,颈部伸展,充分暴露颈部,可固定头部,探头尽量贴近患者体表,常规采集前位影像,如图 13-1 所示。

5. 显像视野　应包括全部唾液腺和甲状腺。如图 13-2 所示,甲亢患者做唾液腺显像时应缩小视野范围,包括部分甲状腺。

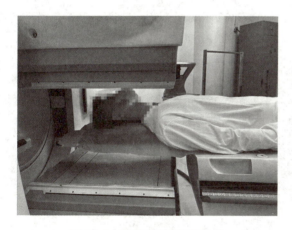

图 13-1　唾液腺动态采集体位

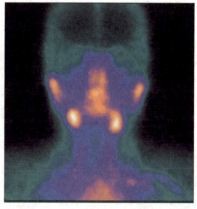

图 13-2　唾液腺动态采集显像视野

6. SPECT 显像设备及采集条件

（1）准直器:低能高分辨型准直器（LEHR）或低能通用型准直器（LEGP）。

（2）能峰:140keV。

（3）窗宽:20%。

（4）矩阵:128×128 或 256×256。

（5）放大倍数（Zoom）值:2~4。可根据实际情况进行调整（如怀疑异位甲状腺,须适当减少放大倍数值）。

7. 采集方式 动态显像:静脉"弹丸"式注射显像剂,2秒/帧,采集30帧图像,矩阵64×64或128×128,作为血流相,来了解唾液腺的血流灌注情况。随后30秒/帧,采集30分钟后保持体位不动,含服维生素C 300~500mg,继续采集5分钟,观察唾液腺分泌排泄情况。

8. 数据处理 唾液腺动态显像采集的图像后处理计数,包括唾液腺ROI勾画及本底勾画。如图13-3所示,勾画左右两侧的腮腺和颌下腺,本底勾画选择在双侧颞部。通过电脑分析软件计算相应ROI区域的计数,从而形成时间-放射性曲线(TAC曲线)来表示腺体吸收及分泌的功能情况,如图13-4。

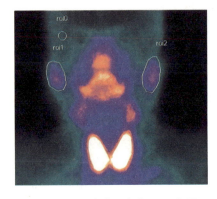

图13-3　唾液腺及本底ROI勾画

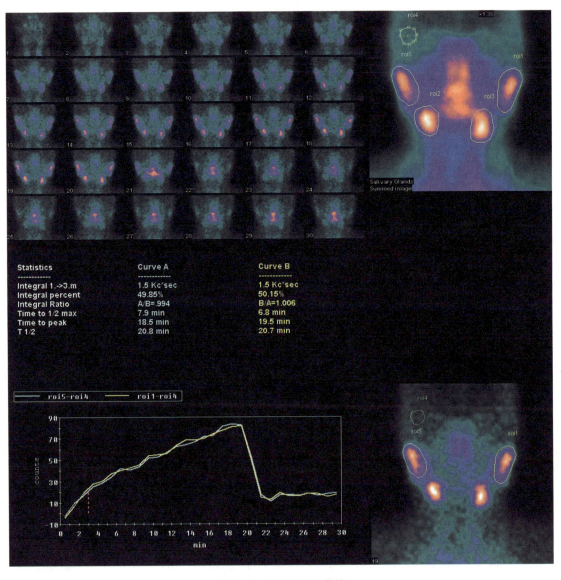

图13-4　腮腺TAC曲线

【实验总结】

1. 唾液腺动态显像可以在不干扰机体的生理功能、病理生理状态的情况下,通过观察显像剂在唾液腺内的分布、排泄情况,从而获得唾液腺解剖和功能等信息,并且通过半定量分析进一步诊断疾病。

2. 唾液腺动态显像患者的显像体位至关重要,否则会影响半定量分析。

【实验思考】

1. 唾液腺动态显像的显像设备及采集条件有哪些?

2. 唾液腺动态显像时为何要含服维生素 C?

实验二　^{99m}Tc-RBC SPECT 消化道出血显像

【实验概述】

消化道出血是指从食管到肛门之间的消化道出血,按照出血部位可分为上、下消化道出血。临床表现为呕血、黑便或血便等,轻者可无症状,重者伴有贫血及血容量减少,甚至休克,危及生命。

大部分消化道出血源于上消化道,最常见的病因是消化性溃疡、食管胃底静脉曲张、急性胃黏膜病变和胃癌,通过询问病史及实验室检查、胃镜,多可明确诊断,并可进行内镜下治疗。

下消化道出血包括小肠出血和结直肠出血。小肠出血曾被称为不明原因消化道出血,指经过常规内镜检查不能明确病因的持续或反复发作的消化道出血。小肠出血的病因可能是炎症、肿瘤、憩室、血管畸形等。

由于小肠出血症状通常较隐匿,缺乏特异性,且小肠具有长度较长、排列复杂、腹腔内活动度较大等解剖学特点,通过胃镜及肠镜检查难以全面探及,所以小肠出血的诊断仍十分困难,漏诊、误诊率较高。

消化道出血显像主要是针对内镜检查的盲区,对空回肠出血的定位诊断有重要的临床实用价值。可疑消化道出血患者,行消化道出血显像能够判断出血灶是否存在、出血程度及大致部位,亦可为进一步的内镜检查、动脉造影或有关治疗提供重要信息和依据。

【实验目的】

1. 掌握消化道出血显像检查技术的检查前准备。

2. 掌握消化道出血显像检查技术的具体操作方法及步骤。

3. 熟悉消化道出血显像技术的显像仪器。

4. 了解消化道出血显像技术的显像原理。

5. 了解消化道出血显像检查技术的适应证、禁忌证。

【工作原理】

常用于消化道出血 SPECT 显像的放射性药物包括 ^{99m}Tc 标记的红细胞(^{99m}Tc-RBC)、^{99m}Tc 标记的硫胶体(^{99m}Tc-SC)和 ^{99m}Tc 标记的植酸钠(^{99m}Tc-PHY)。^{99m}Tc 标记的红细胞(^{99m}Tc-RBC)适用于慢性或间歇性出血,^{99m}Tc 标记的硫胶体(^{99m}Tc-SC)和 ^{99m}Tc 标记的植酸钠(^{99m}Tc-PHY)适用于急性活动性出血。正常时,静脉注射 ^{99m}Tc-RBC 后,显像剂在血液中存留时间长,腹部大血管和含血量丰富的器官如肝、脾显影,而胃肠道管壁因含血量少而不显影,当肠壁破损有出血时,显像剂可通过肠壁黏膜进入肠道,形成该部位的显像剂浓聚,从而可通过延迟及反复显像诊断消化道出血并预估出血的大概部位和范围。静脉注射的 ^{99m}Tc 标记的硫胶体（^{99m}Tc-SC）和 ^{99m}Tc 标记的植酸钠（^{99m}Tc-PHY）在血液中存留时间短，腹部本底低，膀胱、肾、大血管干扰少，有利于出血灶显示，但不能延迟及反复显像。

【实验要求】

1. 熟悉 SPECT 的工作状态及操作界面。

2. 掌握检查前准备，包括临床病史采集、示踪剂的选择以及注射方式等。

3. 能够根据受检者申请单上的信息和病情要求，选择合理的检查方法。

4. 能够保证显像图像达到影像诊断的要求。

【实验器材及耗材】

1. 实验仪器 SPECT 或 SPECT/CT。

2. 显像剂 ^{99m}Tc 标记的红细胞（^{99m}Tc-RBC）。

【实验注意事项】

1. 检查前 2~3 天内避免做肠道钡餐检查或消化道造影。

2. 检查当日禁食、禁水 4 小时以上（可减小胃轮廓，提高检测敏感性）。

3. 禁用水合氯醛、过氯酸钾等抑制高锝酸盐吸收的药物及抑制或刺激胃酸的药物（如阿托品等）。

4. 对于不能配合的患儿，应提前建立静脉通路并请专业科室给予适当镇静（禁用水合氯醛）；为减少污染，可提前嘱患者家属携带干净衣物及湿巾，及时处理排泄物。

【实验方法及步骤】

1. 适应证、禁忌证的确认

（1）适应证

1）主要用于明显的中或下消化道出血。

2）识别不明原因的消化道出血。

3）对消化道出血的患者进行风险分层，指导及协助诊断及治疗。

（2）禁忌证：无明确禁忌证，妊娠期及哺乳期妇女慎用。

2. 显像剂

（1）显像剂：^{99m}Tc 标记的红细胞（^{99m}Tc-RBC）。

（2）显像剂剂量：一般为成人 370MBq（10mCi）；儿童 7.4MBq/kg，最少 37MBq，总剂量最高 740MBq。

3. 检查前准备

（1）检查前停用止血药，尤其是怀疑少量出血者，以提高阳性率，减少漏诊。

（2）该检查无需禁食水，注射显像剂前 30 分钟可口服过氯酸钾 200mg 以封闭胃黏膜。

（3）婴幼儿应提前建立静脉通道并请儿内或儿外科给予镇静，使其能配合检查；为减少污染，可叮嘱患者家属携带替换衣物和湿巾，并及时处理排泄物。

（4）显像前去除身上的金属物品，减少伪影。

（5）因检查时间较长，可提前对患者进行宣教，取得患者配合，使其保持双上肢上举，减少对显像范围内的遮挡。

4. 受检者体位 检查前排尿，常规选择仰卧位，双上肢上举，显像时探头尽量贴近患者体表，常规采集前位影像（图 13-5）。

5. 显像视野 应包括腹部和盆腔（剑突至耻骨联合，如图 13-6）。

6. SPECT 显像设备及采集条件

（1）准直器：低能高分辨型准直器（LEHR）或低能通用型准直器（LEGP）。

（2）能峰：140keV。

（3）窗宽：20%。

（4）矩阵：128×128 或 256×256。

（5）放大倍数（Zoom）值：1.0~3.0。可根据实际情况进行调整。

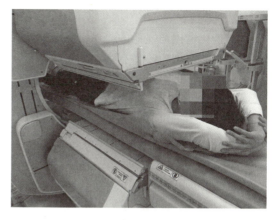

图 13-5 消化道出血显像采集体位

7. 采集方式

（1）多静态显像：静脉注射显像剂后，在 0、5、10、15、20、30、40、50、60 分钟时采集 1 帧图像，每帧采集 1 分钟。可根据需要进行延迟显像，最迟可延迟至 24 小时。

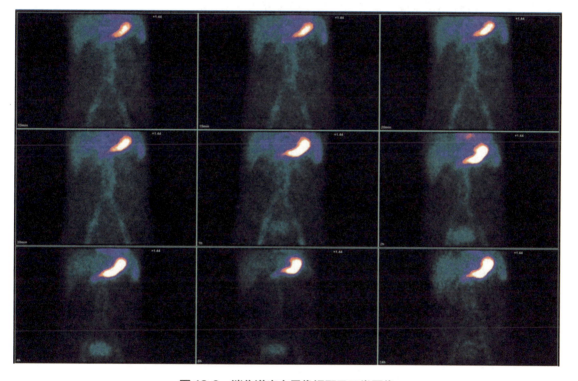

图 13-6 消化道出血显像视野及正常图像

（2）动态显像：静脉"弹丸式"注射显像剂后立即开始采集，每隔 5 分钟采集 1 帧，每帧采集 1 分钟，共采集 60 分钟。

【实验总结】

1. 消化道出血显像具有简便、无创、灵敏、准确且便于动态观察的特点，尤其对于下消化道出血患者，是探查出血灶最常用的方法之一，对微量慢性出血有其他方法不可替代的作用。

2. 消化道出血显像前的准备工作至关重要。

【实验思考】

1. 消化道出血显像的显像设备及采集条件有哪些?

2. 消化道出血显像有哪些注意事项?

实验三　Na^{99m}TcO$_4$ SPECT 异位胃黏膜显像

【实验概述】

异位胃黏膜同正常胃黏膜一样,具有分泌胃酸和胃蛋白酶的功能,可引起邻近食管、肠黏膜的炎症、溃疡、出血。异位胃黏膜好发于胃以外的消化道节段,包括梅克尔憩室、小肠重复畸形和 Barret 食管。前两者好发于空、回肠,常为先天发育异常,后者好发于食管下端,多继发于反流性食管炎。SPECT 是常用的异位胃黏膜显像技术,对该病的诊断有较高的灵敏度和准确性。

【实验目的】

1. 掌握异位胃黏膜显像检查技术的检查前准备。

2. 掌握异位胃黏膜显像检查技术的具体操作方法及步骤。

3. 熟悉异位胃黏膜显像技术的显像仪器。

4. 了解异位胃黏膜显像技术的显像原理。

5. 了解异位胃黏膜显像检查技术的适应证、禁忌证。

【工作原理】

异位胃黏膜显像(ectopic gastric mucosa imaging)使用的显像剂是 Na^{99m}TcO$_4$。胃黏膜具有从血液中摄取 Na^{99m}TcO$_4$ 的功能,同样异位胃黏膜也具有这种特性。在静脉注射 Na^{99m}TcO$_4$ 后,异位胃黏膜可摄取 Na^{99m}TcO$_4$ 从而形成放射性浓聚,通过 SPECT 显像可对病变进行诊断和定位。

【实验要求】

1. 熟悉 SPECT 的工作状态及操作界面。

2. 掌握检查前准备,包括临床病史采集、示踪剂的选择以及注射方式等。

3. 能够根据受检者申请单上的信息和病情要求,选择合理的检查方法。

4. 能够保证显像图像达到影像诊断的要求。

【实验器材及耗材】

1. 实验仪器　SPECT 或 SPECT/CT。

2. 显像剂　Na^{99m}TcO$_4$。

【实验注意事项】

1. 腹腔内病灶性质难以确定时,可增加侧位显像或 SPECT/CT 融合显像。

2. 如怀疑膀胱内的尿液遮挡盆腔部位的病变时,可选择让患者排尿后采集静态相。

3. 对于高度怀疑异位胃黏膜,而显像为阴性时,可重复显像,也可在注射显像剂前 20 分钟皮下注射五肽胃泌素增强胃黏膜的摄取,以提高阳性率。

4. 显像结果为阴性时,只能提示未见异位胃黏膜征象,不能完全排除异位胃黏膜的存在。

【实验方法及步骤】

1. 适应证、禁忌证的确认

(1)适应证

1)小儿下消化道出血除外梅克尔憩室或小肠重复畸形。

2）小儿慢性腹痛。

3）不明原因的腹部包块。

4）肠梗阻或肠套叠怀疑与梅克尔憩室或小肠重复畸形相关。

5）成人食管疾病的鉴别诊断。

（2）禁忌证：无明确禁忌证，妊娠期及哺乳期妇女慎用。

2. 显像剂

（1）显像剂：$Na^{99m}TcO_4$。

（2）显像剂剂量：成人剂量 296~444MBq（8~12mCi）；儿童 1.85MBq/kg（0.05mCi/kg），总剂量至少为 9.25MBq（0.25mCi）。

3. 检查前准备

（1）检查前 2~3 天内避免做肠道钡餐检查或消化道造影。

（2）检查当日禁食、禁水 4 小时以上（可减小胃轮廓，提高检测敏感性）。

（3）禁用水合氯醛、过氯酸钾等抑制高锝酸盐吸收的药物及抑制或刺激胃酸的药物（如阿托品等）。

（4）对于不能配合的患儿，应提前建立静脉通路并请专业科室给予适当镇静（禁用水合氯醛）；为减少污染，可提前嘱患者家属携带干净衣物及湿巾，及时处理排泄物。

4. 受检者体位 检查前排尿，常规选择仰卧位，双上肢上举，显像时探头尽量贴近患者体表，常规采集前位影像同图 13-5。

5. 显像视野 应包括腹部和盆腔（剑突至耻骨联合，如图 13-7）。

6. SPECT 显像设备及采集条件

（1）准直器：低能高分辨型准直器（LEHR）或低能通用型准直器（LEGP）。

（2）能峰：140keV。

（3）窗宽：20%。

（4）矩阵：128×128 或 256×256。

（5）放大倍数（Zoom）值：1.0~3.0。可根据实际情况进行调整。

7. 采集方式

（1）多静态显像：1 分钟/帧，0、5、10、15、20、30、40、50、60 分钟各采集 1 帧图像。可根据需要延迟至 120 分钟。

（2）动态显像：静脉"弹丸式"注射显像剂，1 分钟/帧，共采集 30 分钟，在第 60 分钟时加做 1 帧静态采集。可根据需要延迟至 120 分钟。

【实验总结】

1. 异位胃黏膜显像在定性与定位诊断上具有无创、解剖与代谢融合定位的独特优势，能够更好地辅助临床。

2. 异位胃黏膜显像前的准备工作至关重要。

【实验思考】

1. 异位胃黏膜显像的显像设备及采集条件有哪些？

2. 异位胃黏膜显像有哪些注意事项？

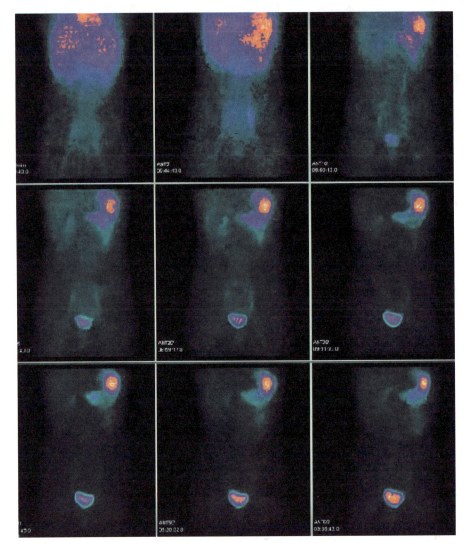

图 13-7　异位胃黏膜显像视野及正常影像

实验四　^{99m}Tc-EHIDA SPECT 肝胆动态显像

【实验概述】

胆道闭锁（congenital biliary atresia）又名先天性胆道闭锁，其病变为：由肝将胆汁输送到小肠的胆管发炎及阻塞，使胆汁无法正常流通而回流至肝脏，此时即发生胆汁滞流，引起所谓的"黄疸"及肝硬化，正常的肝细胞破坏，且被纤维组织取代后形成硬化。该病是小儿外科领域中最重要的消化外科疾病之一，也是小儿肝移植中最常见的适应证。

胆道闭锁的主要症状是持续性黄疸、陶土色粪便、浓茶样尿和肝、脾大。晚期可表现为胆汁性肝硬化、腹水、腹壁静脉曲张和严重的凝血障碍，个别患儿由于肝内生成"血管舒张物质"，使肺循环与体循环短路开放，而出现发绀及杵状指。如果不采取有效的治疗手段，在满周岁之前，因食管静脉曲张大出血而死亡或因肝性脑病或脓毒血症而夭折的比例非常高。

小儿肝胆动态显像简单、易行,能够直观地判断是否存在胆道闭锁,通过静脉注射显像剂后利用 SPECT 进行动态显像,能够观察肝细胞摄取、分泌、排泄显像剂的过程,进而了解胆系的形态及功能状态。

【实验目的】

1. 掌握肝胆动态显像检查技术的检查前准备。

2. 掌握肝胆动态显像检查技术的具体操作方法及步骤。

3. 熟悉肝胆动态显像技术的显像仪器。

4. 了解肝胆动态显像技术的显像原理。

5. 了解肝胆动态显像检查技术的适应证、禁忌证。

【工作原理】

锝［^{99m}Tc］依替菲宁（^{99m}Tc-etifenin,简称 ^{99m}Tc-EHIDA）是目前我国批准的唯一的肝胆系统显像剂。它通过静脉注射被肝细胞摄取并经胆道排泄,通过近似于胆红素代谢的过程,被分泌入胆汁,而后进入肠道。^{99m}Tc-EHIDA 不被或很少被肠道吸收,以原型形式排出。可通过动态显像来观察 ^{99m}Tc-EHIDA 被肝脏摄取、分泌、排泄至胆道和肠道的过程,了解胆系的形态和功能情况。^{99m}Tc-EHIDA 具有的优势是:①血液清除快;②肝脏摄取率高;③肝脏通过时间短;④胆管系统显像清晰;⑤经肾脏排出少;⑥在肠道内不被或很少被吸收;⑦受血清胆红素浓度的影响小;⑧易于制成无菌、无毒的快速标记药盒。

【实验要求】

1. 熟悉 SPECT 的工作状态及操作界面。

2. 掌握检查前准备,包括临床病史采集、示踪剂的选择以及注射方式等。

3. 能够根据受检者申请单上的信息和病情要求,选择合理的检查方法。

4. 能够保证显像图像达到影像诊断的要求。

【实验器材及耗材】

1. 实验仪器　SPECT 或 SPECT/CT。

2. 显像剂　^{99m}Tc-EHIDA。

【实验注意事项】

1. 禁食时间过长或完全使用静脉营养者,容易引起假阳性结果。

2. 可根据需要行 2 小时、6 小时或 24 小时延迟显像。

3. 必要时可增加其他体位,如观察胆囊时可增加右侧位或右前斜位像,诊断胆漏时,可增加多体位、多次延迟相来确诊。

【实验方法及步骤】

1. 适应证、禁忌证的确认

（1）适应证

1）鉴别诊断先天性胆道闭锁和新生儿肝炎。

2）急性胆囊炎的诊断。

3）肝外胆道梗阻与肝内胆汁淤积的鉴别诊断。

4）异位胆囊的确定。

5）胆总管囊肿等先天性胆道异常的诊断。

6）脂餐介入协助判断胆囊的功能。

（2）禁忌证:无明确禁忌证,妊娠期及哺乳期妇女慎用。

2. 显像剂

（1）显像剂：^{99m}Tc-EHIDA。

（2）显像剂剂量：成人常规为 185~370MBq（5~10mCi）。儿童为 7.4MBq/kg（0.2mCi/kg），总剂量至少为 37MBq（1mCi）。

3. 检查前准备

（1）检查前禁食、水 4~12 小时，但不宜超过 12 小时。

（2）检查前 6~12 小时禁用对奥迪括约肌有影响的药物。

（3）对于不能配合的患儿，应提前建立静脉通路并请专业科室给予适当镇静（禁用水合氯醛）；为减少污染，可提前嘱患者家属携带干净衣物及湿巾，及时处理排泄物。

（4）脂餐介入者还应携带脂餐（油煎鸡蛋）。

4. 受检者体位
检查前排尿，常规选择仰卧位，双上肢上举，显像时探头尽量贴近患者体表，常规采集前位影像同图 13-5。

5. 显像视野
应包括腹部和盆腔（剑突至耻骨联合，如图 13-8）。

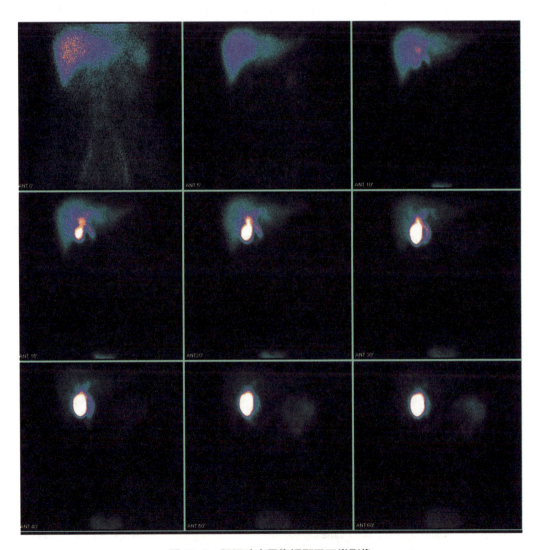

图 13-8　肝胆动态显像视野及正常影像

6. SPECT 显像设备及采集条件

（1）准直器：低能高分辨型准直器（LEHR）或低能通用型准直器（LEGP）。

（2）能峰：140keV。

（3）窗宽：20%。

（4）矩阵：128×128 或 256×256。

（5）放大倍数（Zoom）值：1.0~3.0。可根据实际情况进行调整。

7. 采集方式

（1）多静态显像：每帧图像采集 500~1 000k，0、5、10、15、20、30、40、50、60 分钟各采集 1 帧图像。

（2）动态显像：静脉"弹丸"注射后即刻以 1 分钟/帧，采集 60 分钟。

【实验总结】

1. 肝胆动态显像可以反映肝脏不同的功能状态和病理生理变化。通过动态显像可以观察显像剂被肝脏摄取、分泌、排泄至胆道和肠道的过程，了解胆系的形态和功能情况。

2. 肝胆动态显像前的准备工作至关重要。

【实验思考】

1. 肝胆动态显像的显像设备及采集条件有哪些？

2. 肝胆动态显像有哪些注意事项？

第十四章　肾动态检查技术

实验一　肾小球滤过率的测定

【实验概述】

肾动态检查技术是利用放射性药物和检查设备对肾脏、输尿管和膀胱进行动态显像的检查技术。该检查可以对双侧肾脏的总肾和分肾功能进行定量分析,了解肾脏血流灌注和双上尿路引流情况,另外还可了解肾脏的位置、大小和功能性形态等信息。该技术是泌尿系统疾病的常规核医学检查技术,包括肾动态显像(含肾图)、肾小球滤过率测定、肾有效血浆流量测定、介入肾动态显像等方法,具有无创、安全、操作简便等优点。

反映肾脏功能的重要定量指标为肾小球滤过率(glomerular filtration rate,GFR)和肾有效血浆流量(effective renal plasma flow,ERPF)等,尿路通畅也是评价肾脏功能的重要指标。

【实验目的】

1. 掌握肾功能显像的常用显像剂。
2. 熟悉肾动态检查的原理。
3. 熟悉肾功能显像的正常影像和肾图曲线。
4. 了解肾功能显像图像的采集和处理。

【工作原理】

静脉注射的 ^{99m}Tc-DTPA 随血液循环到达肾脏,经肾小球滤过而几乎不被肾小管分泌或吸收,随尿液排出体外。通过 SPECT 显像得到肾动态图像,通过对影像和曲线的分析,并测定 GFR,综合评价肾血流灌注、总肾和分肾的滤过功能及上尿路引流状况。

【实验要求】

1. 熟悉肾功能显像的准备和操作。
2. 熟悉检查前准备,包括患者准备、采集体位、给药方法和采集条件等。
3. 保证显像图像达到影像诊断目的。

【实验器材及耗材】

1. SPECT/CT 配备低能高分辨型准直器。
2. 显像剂 ^{99m}Tc-喷替酸(^{99m}Tc-DTPA)。

【实验注意事项】

1. 患者须按时足量饮水,且在检查前排空膀胱。
2. 确保"弹丸"式注射的质量。
3. 检查时间较长,嘱患者保持体位不变。

【实验方法及步骤】

1. 适应证、禁忌证的确认

（1）适应证

1）分肾功能及患肾残留肾功能的定量评估与疗效观察。

2）上尿路引流情况的判断,特别是机械性梗阻与非梗阻性尿路扩张、机械性梗阻程度的鉴别。

3）协助诊断及鉴别诊断肾血管性高血压。

4）移植肾血流和功能的监测。

5）观察肾外伤者的肾脏血运情况及有无尿液外漏的发生。

6）综合了解肾脏的位置、大小、功能性形态。

（2）禁忌证:无明确禁忌证。

2. 显像剂

（1）肾小球滤过型显像剂:^{99m}Tc-喷替酸（^{99m}Tc-DTPA）。

（2）显像剂的剂量:成人为 185~370MBq（5~10mCi）,注射体积<1ml。儿童为 3.7MBq/kg（总剂量最低 37MBq,最高 185MBq）,注射体积<1ml。

3. 检查前的准备

（1）依据检查申请单来明确检查目的和要求,并了解受者的病情。

（2）采集受检者的详细资料,包括年龄、性别、身高、体重、妊娠或哺乳情况等。

（3）检查前 3 天,停用利尿药物并停止行静脉肾盂造影及 CT 增强检查。

（4）检查前 30~60 分钟饮水 300~500ml,且在检查前排空膀胱。检查结束后嘱患者多饮水、多排尿。

（5）嘱患者在检查中保持体位不要移动。

（6）嘱患者着宽松袖口服装便于"弹丸"注射;去除腰腹部金属物品。

4. 显像方法

（1）受检者体位:患者取坐位或仰卧位,探头尽量靠近患者,常规采集后位影像。显像视野应包括肾脏和膀胱,肾脏置于显像视野的中上部分。

（2）给药方法:经肘静脉"弹丸"式注射显像剂,体积<1ml,推注显像剂后立即松开止血带,按压穿刺部位并迅速抬高注射侧上肢,松开止血带的同时启动采集。

（3）采集条件:应用双时相采集,第一时相 1~2 秒/帧,采集 60 秒,得到肾血流灌注影像。紧接着采集第二时相,以 15~30 秒/帧连续采集 20 分钟,得到肾功能动态系列影像。若有需要,可以在动态采集结束后 30~60 分钟,加做 1 分钟延迟静态显像,了解肾脏影像后期的变化情况。探头常规配置 LEGP 或 LEHR 准直器,能峰 140keV,矩阵 64×64 或 128×128,能窗 20%,放大倍数 1.0。采集满针和空针的放射性计数时,需要将装有显像剂的注射器置于 30cm 高的支架上（图 14-1）,放于探头视野中心进行测量,采集时间 1 分钟。

（4）图像处理:根据计算机工作站自带的处理程序要求,输入患者的性别、年龄、身高、体重、肾脏深度、显像剂类型等信息,分别勾画腹主动脉、双肾轮廓及本底的感兴趣区（ROI）。本底 ROI 的勾画要选择在肾脏外下方,一般取月牙形,避免过高或过低,也要避免勾画到体外区域（图 14-2）。如有条件,用影像学方法测量肾脏深度（图 14-3）。经图像处理工作站自动处理后得到肾功能动态影像、肾图曲线及 GFR 等结果（图 14-4、图 14-5）。

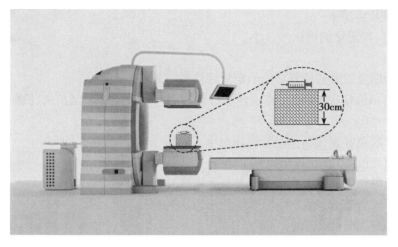

图 14-1 注射器测量示意图

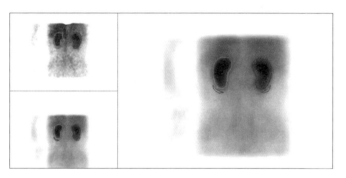

图 14-2 肾功能 ROI 勾画示意图

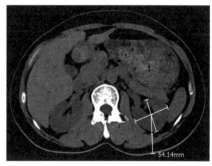

图 14-3 应用 CT 图像测量肾脏深度

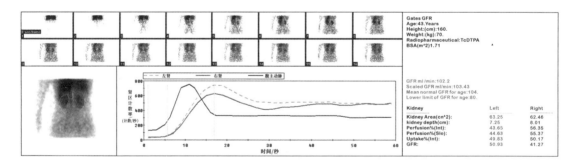

图 14-4 肾血流灌注影像和 GFR

【实验总结】

1. 肾功能显像可以对双侧肾脏的总肾和分肾功能进行定量分析,了解肾脏血流灌注和上尿路引流情况,另外还可了解肾脏的位置、大小和功能性形态等信息,具有无创、安全、操作简便等优点。

2. 检查前的准备工作和"弹丸"式给药是检查成功的关键因素。

【实验思考】

1. 肾功能显像的临床应用有哪些?

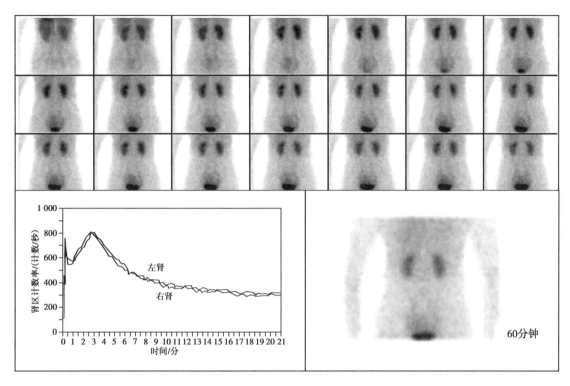

图 14-5　肾功能正常影像及肾图曲线

2. 常用的肾功能显像剂是哪些?

实验二　利尿剂介入肾动态显像

【实验概述】

利尿肾动态显像主要用于非梗阻性尿路扩张与机械性上尿路梗阻的鉴别诊断等。非梗阻性尿路扩张者,肾盂张力降低,尿流率减慢,使进入扩张肾盂的显像剂不易排出而滞留在肾盂内,静脉注射利尿剂后,短时间内尿量明显增加,可加速上尿路中显像剂的排出;而机械性尿路梗阻患者,如梗阻未解除,即使尿量增加也不能促进显像剂的排出,反而会加重梗阻部位近端显像剂的滞留。

【实验目的】

1. 掌握利尿介入肾动态显像的显像原理。

2. 熟悉利尿介入肾动态显像的显像剂和利尿剂。

3. 了解利尿剂注射的时间点。

4. 了解利尿介入肾动态显像的典型影像。

【工作原理】

非梗阻性尿路扩张患者,注射利尿剂后,滞留的显像剂很快排出,肾图的 c 段得到明显改善;而机械性尿路梗阻患者,因梗阻未解除,利尿后滞留的显像剂无明显消退,肾图曲线未见明显下降,甚至可出现显像剂继续浓聚,肾图曲线进一步上升。

利尿剂通常选用呋塞米,其利尿作用迅速,静脉缓慢注射后,一般在 1~2 分钟开始起效。

注射利尿剂的时间有三种方法,临床常用 F+20 法,即注射显像剂后 15~20 分钟,观察到肾盂有明显的显像剂聚集时注射利尿剂,然后再继续采集 20 分钟。该方法一次成像可分别了解介入前后的尿路通畅情况。

【实验要求】

1. 熟悉利尿介入肾动态显像的准备和操作。

2. 熟悉检查前准备,包括患者准备、采集体位、给药方法、利尿方法和采集条件等。

3. 保证显像图像达到影像诊断目的。

【实验器材及耗材】

1. SPECT/CT 配备低能高分辨型准直器。

2. 显像剂　肾动态显像剂 ^{99m}Tc-喷替酸(^{99m}Tc-DTPA)。

3. 利尿剂　呋塞米。

【实验注意事项】

1. 保证患者按时、足量地饮水,避免血容量不足,使肾脏无法充分滤过。

2. 检查前排空膀胱,避免患者膀胱过度充盈影响检查进行。

3. 检查时间长,嘱患者保持体位不变。

4. 二次法须间隔 1 天时间,减少残留放射性显像剂的干扰。

【实验方法及步骤】

1. 适应证、禁忌证的确认

(1)适应证

1)分肾功能及患肾残留肾功能的定量评估与疗效观察。

2)上尿路引流情况的判断,特别是机械性梗阻与非梗阻性尿路扩张、机械性梗阻程度的鉴别。

3)肾盂积水术后的疗效观察。

(2)禁忌证:无明确禁忌证。

2. 显像剂及利尿剂

(1)肾动态显像剂:^{99m}Tc-喷替酸(^{99m}Tc-DTPA)。

(2)显像剂的剂量:成人为 185~370MBq(5~10mCi),注射体积<1ml。儿童为 3.7MBq/kg(总剂量最低 37MBq,最高 185MBq),注射体积<1ml。

(3)利尿剂:呋塞米,用量为成人 0.5mg/kg,最高不超过 40mg。儿童用量为 1mg/kg,最高不超过 40mg。

3. 检查前的准备

(1)依据检查申请单来明确检查目的和要求,并了解被检查者的病情。

(2)采集受检者的详细资料,包括年龄、性别、身高、体重、妊娠或哺乳情况等。

(3)检查前 3 天,停用利尿药物并停止行静脉肾盂造影及 CT 增强检查。

(4)检查前 30~60 分钟饮水 300~500ml,且在检查前排空膀胱。检查结束后嘱患者多饮水、多排尿。

(5)嘱患者在检查中保持体位不要移动。

(6)嘱患者着宽松袖口服装便于"弹丸"注射;去除腰腹部的金属物品。

4. 显像方法

(1)受检者体位:患者取坐位或仰卧位,探头尽量靠近患者,常规采集后位影像。显像视野应包括肾脏和膀胱,肾脏置于显像视野的中上部分。

（2）给药方法:经肘静脉"弹丸"式注射显像剂,体积<1ml,推注显像剂后立即松开止血带,按压穿刺部位并迅速抬高注射侧上肢,松开止血带的同时启动采集。注射利尿剂的方法为F+20法,即注射显像剂后20分钟至肾图曲线平台期时静脉缓慢注射利尿剂,然后再继续采集20分钟。

（3）采集条件:应用双时相采集,第一时相1~2秒/帧,采集60秒,得到肾血流灌注影像。紧接着采集第二时相,以15~30秒/帧连续采集40分钟,得到利尿介入肾动态系列影像。探头常规配置LEGP或LEHR准直器,能峰140keV,矩阵64×64或128×128,能窗20%,放大倍数1.0。

（4）图像处理:根据计算机工作站自带的处理程序要求,输入患者的信息,勾画感兴趣区（ROI）,经图像处理工作站自动处理后得到利尿介入肾动态显像的结果,如图14-6及图14-7。

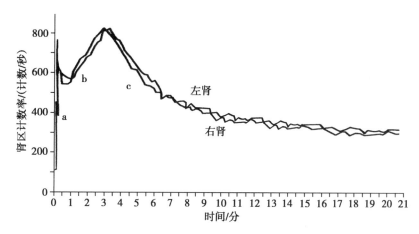

图14-6　正常肾动态显像的肾图曲线

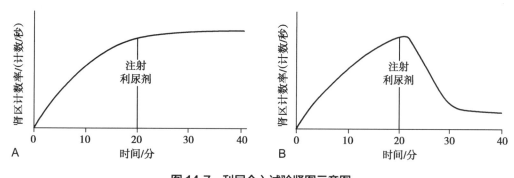

图14-7　利尿介入试验肾图示意图
A.梗阻性肾盂积水;B.非梗阻性肾盂扩张。

【实验总结】

1. 利尿剂介入肾动态显像主要用于非梗阻性尿路扩张与机械性上尿路梗阻的鉴别诊断等。

2. 注射利尿剂后,至少采集15分钟。

3. 检查时间长,须与患者事先沟通,嘱其保持体位不变。

【实验思考】

1. 如何判断非梗阻性尿路扩张和机械性尿路梗阻？
2. 利尿剂介入肾动态显像的显像原理是什么？

第十五章　血液和淋巴系统检查技术

实验一　放射性核素淋巴显像

【实验概述】

淋巴系统主要由淋巴管道、淋巴组织和淋巴器官组成。它不仅参与体液循环,而且具有造血和免疫功能,是全身重要的防御系统。

放射性核素淋巴显像(lymph imaging)是一种简单且无创的检查方法,可以显示淋巴系统结构变化和淋巴液动态回流的功能,对于了解淋巴回流通畅情况和评价肿瘤淋巴结转移具有临床意义。本方法可以了解某一区域或组织、器官正常淋巴回流的生理分布,协助良性淋巴疾病的诊断,如淋巴水肿、乳糜漏等,还可观察恶性肿瘤有无淋巴结转移、淋巴组织侵犯等,为临床治疗方案的确定和预后评价提供重要的参考依据。

【实验目的】

1. 掌握淋巴显像的原理及常用的显像剂。
2. 掌握淋巴显像检查技术的具体操作方法及步骤。
3. 熟悉淋巴显像检查技术的临床应用。
4. 了解淋巴显像的显像仪器。
5. 了解淋巴显像技术的适应证、禁忌证。

【工作原理】

淋巴系统具有吞噬、输送和清除外来物质的特点。在皮下或某一特定区域的组织间隙内,注射放射性核素标记大小适宜的胶体或大分子物质,可经毛细淋巴管吸收进入淋巴循环向心引流,最后进入血液循环被肝脾网状内皮系统所清除。利用 SPECT 显像仪器可以探测到显像剂在各级淋巴链和淋巴结区的分布、形态及引流功能状态影像。

放射性核素胶体或大分子颗粒的大小是影响显像质量的主要因素。颗粒过小可被毛细血管直接吸收,导致血本底增高,显影效果差;颗粒过大,可致注射部位胶体滞留多,形成热区。

【实验要求】

1. 熟悉 SPECT/CT 淋巴显像采集的操作界面。
2. 掌握淋巴显像的临床病史采集、示踪剂的选择以及注射方式等。
3. 掌握淋巴显像采集的主要参数和技术要点。
4. 能够根据受检者申请单上的信息和病情要求,选择合适的采集方式。
5. 能够保证显像图像达到影像诊断的目的。

【实验器材及耗材】

1. SPECT/CT。
2. 显像剂 ^{99m}Tc-SC、^{99m}Tc-ASC 或 ^{99m}Tc-DX。

3. 两支 1ml 注射器,利多卡因乳膏,棉球,棉签,碘酊,胶布,铅防护衣,铅防护盒,手套,口罩等。

【实验注意事项】

1. 因注射部位特殊,检查前须向患者解释清楚,取得患者配合。

2. 建议注射前 20~30 分钟在注射点涂抹利多卡因乳膏,注射显像剂时使用 1ml 注射器以减少疼痛。

3. 皮下进针注射显像剂前,应先回抽确认无回血,针头不在血管内,再推注显像剂,以免将显像剂注入血管。

4. 对患者肢体远端注射显像剂后,患者肢体应做主动运动,如活动上肢或来回走动等,在其他部位注射后应不断按摩注射点,促进淋巴回流。

5. 在进行双侧对称分布的淋巴结构显像时,药物剂量、体积及显像条件应保持一致,以利于显像结果的分析比较。原则上应先在患侧注射显像剂,然后在对侧注射,条件允许的情况下,双人配合两侧同时注射。

6. 采集的范围选择合适,不要把显像剂注射点过多地暴露在采集视野范围内,以免造成热区,影响图像的判读。

7. 结合临床病史,动态观察。灵活选用静态、动态、全身及延迟显像等采集方式。

【实验方法及步骤】

1. 适应证、禁忌证的确认

(1)适应证

1)了解恶性淋巴瘤的累及范围。

2)了解恶性肿瘤经淋巴系统转移的途径和程度,用于肿瘤的临床分期、治疗方案的选择和淋巴结清扫根治术后的效果判断以及手术、放疗和化疗前后疗效的对比。

3)检测其他累及淋巴系统的良性疾病,包括肢体水肿、乳糜尿、乳糜胸、腹水、乳糜心包和蛋白丢失性肠病。

(2)禁忌证:无明确禁忌证。

2. 显像剂

(1)淋巴显像剂要求:^{99m}Tc 标记大直径分子或胶体物质,在注射部位滞留少,清除快,颗粒分散度小,稳定性好,淋巴结摄取率高且滞留时间相对较长等。放射化学纯度应>95%。常用显像剂见表 15-1。

表 15-1　常用淋巴显像剂

类型	放射性显像剂	颗粒大小/nm	常用剂量
胶体类	^{99m}Tc 硫胶体(^{99m}Tc-SC)	100~1 000	37~74MBq(1~2mCi)
	^{99m}Tc-植酸钠(^{99m}Tc-PHY)	4~12	37~74MBq(1~2mCi)
	^{99m}Tc-硫化锑(^{99m}Tc-ASC)	3~25	37~74MBq(1~2mCi)
蛋白类	^{99m}Tc-人血清白蛋白(^{99m}Tc-HSA)		74~222MBq(2~6mCi)
高分子聚合物类	^{99m}Tc-脂质体(^{99m}Tc-liposome)	20	37~74MBq(1~2mCi)
	^{99m}Tc-右旋糖酐(^{99m}Tc-DX)	6~7	37~74MBq(1~2mCi)

(2)显像剂标记:本实验教程以 ^{99m}Tc-SC 为例。^{99m}Tc-硫胶体药盒由三个小瓶组成(图 15-1),

其中:冻干品为白色冻干粉末,在水中易溶;溶液 A 瓶为 0.15mol/L 盐酸 2.0ml;溶液 B 瓶为碱性缓冲液。在无菌条件下,将新鲜淋洗的 $Na^{99m}TcO_4$ 洗脱液 1~3ml 注入冻干品瓶中充分振摇溶解。从 A 瓶中抽取 1.5ml 溶液注入上述反应瓶中,再次摇匀后将反应瓶置于沸水浴中保持 5 分钟。待反应瓶冷却 3 分钟后,抽取 B 瓶溶液 1.5ml 注入上述反应瓶中,再次摇匀即得到 ^{99m}Tc-硫胶体注射液(图 15-2)。取适量样品,用放射性层析扫描仪测定放射性化学纯度,要求 >95%。

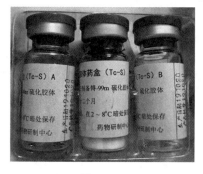

图 15-1 ^{99m}Tc-硫胶体药盒

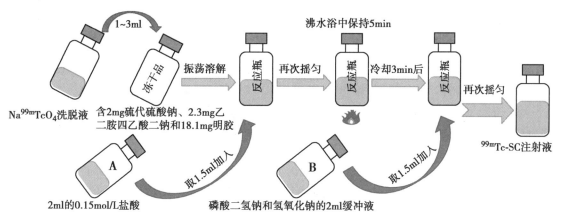

图 15-2 ^{99m}Tc-硫胶体(^{99m}Tc-SC)标记方法

3. 检查前的准备

(1)患者检查前正常饮食,无特殊准备。

(2)操作技师认真阅读申请单(图 15-3),仔细询问病史,了解患者检查的目的,确定采集部位及体位,告知患者检查的大致流程和要求,取得患者的配合。

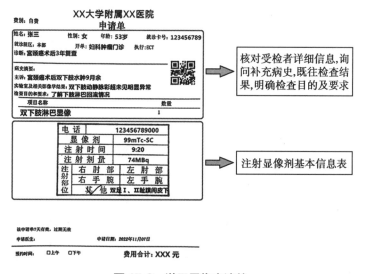

图 15-3 淋巴显像申请单

（3）用两支 1ml 注射器抽取标记好的 ^{99m}Tc-SC 37~74MBq/0.1ml，要求体积和剂量相同，放入铅防护盒待用。

（4）准备好碘酊、棉球、棉签、胶布、利多卡因乳膏等。

4. 受检者体位　本实验教程以双下肢肿胀（图 15-4）淋巴显像为例。嘱受检者平躺于检查床，头朝机器仰卧位，双手抱头，取掉鞋袜等。

5. 显像剂注射　注射前 20~30 分钟涂抹利多卡因乳膏以减少受检者疼痛。用碘酊消毒双足注射区域，告知患者进针时尽量忍耐，不要回缩双足，以免导致显像剂渗漏至皮外。待准备工作做好后，双人配合于双足 I、II 趾蹼间同时皮下 0.5~1.0cm 处注射 37~74MBq/0.1ml ^{99m}Tc-SC。皮下进针后，注射显像剂前先回抽针栓，确认无回血后再推注；拔针时动作要轻柔，防止误伤血管；随后用无菌棉球按压注射点。嘱患者在候诊区来回走动约 30 分钟等待检查。

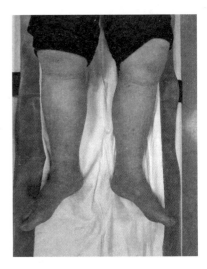

图 15-4　双下肢水肿实例图

6. 图像采集　分别于注射 ^{99m}Tc-SC 后约 30 分钟及 90~120 分钟上机扫描。嘱患者双手抱头并头朝机器平躺于检查床，保持体位不动，坚持 10~15 分钟。配置低能高分辨型平行孔准直器，采集能峰 140keV，窗宽 20%，放大倍数为 1.0，矩阵 256×1 024，采集速度 10~15cm/min（图 15-5）。采集自下而上，范围从足部到颈胸部，注意不要把注射点过多地暴露在采集视野范围内。采集后及时查看图像，排除技术因素造成的淋巴显影异常，并确定是否需要延迟采集。

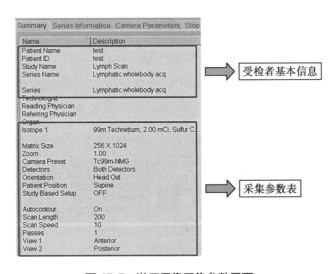

图 15-5　淋巴显像采集参数界面

7. 图像后处理　扫描完成后，由医生初步浏览图像，确定显像图像达到检查目的后再通知受检者离开。分析淋巴显像图像时，注意淋巴系统的一般形态特点，观察对比两侧的走行趋势和连续性。图像后处理要求对体位、采集时间点标示清楚，调整图像对比度及放大倍数，图像浓淡大小适宜（图 15-6）。

8. 淋巴显像技术操作流程　如图 15-7 所示。

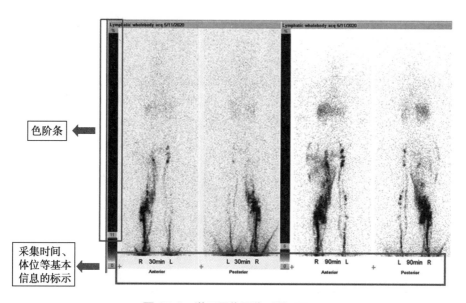

图 15-6　淋巴显像图像后处理界面

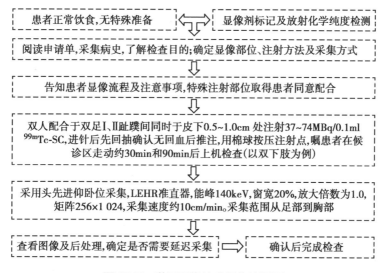

图 15-7　淋巴显像技术操作流程图

9. 典型图像示例

（1）图 15-8 和图 15-9 分别为 ^{99m}Tc-SC 和 ^{99m}Tc-PHY 淋巴显像的正常影像,植酸钠颗粒较硫胶体小,循环较快,肝脏较早显影,显像效果较硫胶体差些。

（2）图 15-10 为 ^{99m}Tc-SC 上肢淋巴显像的典型图像(前位),右上肢淋巴回流障碍,左上肢回流正常。

（3）图 15-11 为典型的 ^{99m}Tc-SC 淋巴显像 "袜筒征" 的影像。

（4）图 15-12 为右下肢扭伤 2 周并局部软组织感染的 ^{99m}Tc-SC 淋巴显像的图像。

（5）图 15-13 为 ^{99m}Tc-SC 显像剂脱标(胃及甲状腺明显显影)及采集体位不合格的示例图像;图 15-14 为 2 天后复查的图像(显像剂标记合格,双手上举)。

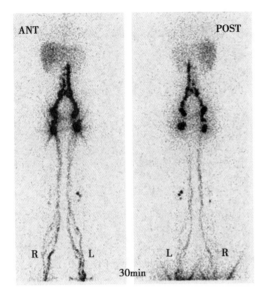

图 15-8　^{99m}Tc-SC 淋巴正常影像

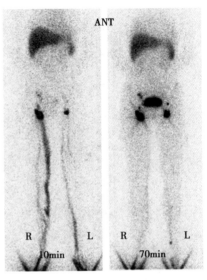

图 15-9　^{99m}Tc-PHY 正常影像，循环较快

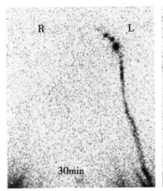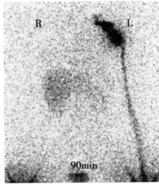

图 15-10　右上肢淋巴回流障碍，30 分钟及 90 分钟均未见明显显影

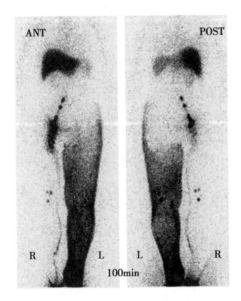

图 15-11　左下肢"袜筒征"

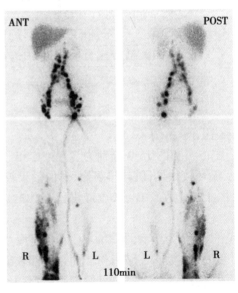

图 15-12　右下肢扭伤 2 周并局部软组织感染

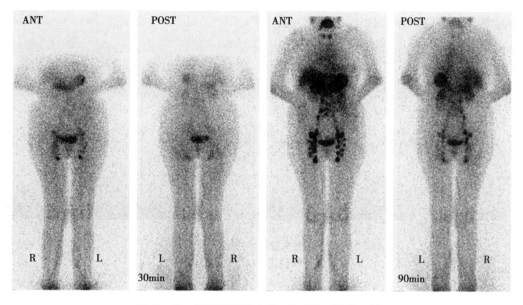

图 15-13　显像剂脱标，采集时双手不应置于腹部

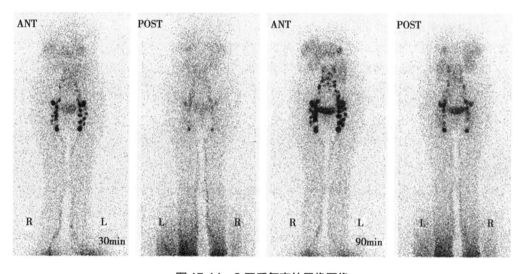

图 15-14　2 天后复查的显像图像

（6）图 15-15 为 ^{99m}Tc-SC 淋巴显像采集时注射点过多地暴露在采集范围内，形成"热区"，影响目标区域淋巴影像的观察。

【实验总结】

1. 淋巴显像具有方法简便、图像清晰、灵敏度高、特异性强等优点。

2. 淋巴显像了解淋巴回流通畅情况，多用于评价淋巴水肿、淋巴管炎、乳糜瘘等良性病变和先天性病变；辅助诊断恶性淋巴瘤，在评价肿瘤淋巴结转移方面具有临床意义，能为治疗方案的确定和预后评价提供重要的影像信息。

3. 核素淋巴显像有多种显像剂，各有优缺点。

4. 淋巴显像剂注射的技术操作至关重要，决定显像的效果甚至成败。

5. 淋巴显像为个性化的检查，根据临床需要及患者的病史，选择具体的显像部位，确定具

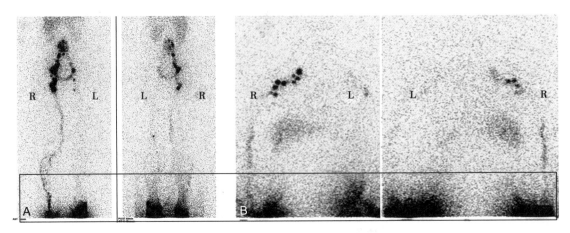

图 15-15　注射点过多地暴露在采集视野内

A. 下肢显像；B. 上肢显像。

体的注射方法,并灵活选用采集方式。

【实验思考】

1. 放射性核素淋巴显像的临床应用有哪些,有何优势?

2. 淋巴显像的原理是什么,对于显像剂的选择有什么要求?

3. 淋巴显像技术操作要点及注意事项有哪些?

4. 淋巴显像延迟采集有什么意义?

实验二　放射性核素骨髓显像

【实验概述】

骨髓是人体重要的造血器官,分布于全身骨骼的骨髓腔中,分为红骨髓和黄骨髓。红骨髓具有造血功能,主要由各系造血细胞和网状细胞构成。在成人,红骨髓主要分布于颅骨、中轴骨、双侧肱骨和股骨的上段;在幼儿,所有的骨髓都是有造血功能的红骨髓。黄骨髓是由脂肪组织构成的无造血功能的骨髓。红骨髓内各系造血细胞和网状内皮细胞分布均匀一致,且功能活性也一致。

骨髓显像可显示骨髓中红骨髓的分布和功能状态,以了解全身造血骨髓活性、分布及功能变化。

【实验目的】

1. 掌握骨髓显像常用显像剂及标记方法。

2. 掌握骨髓显像检查技术的具体操作方法及步骤。

3. 熟悉骨髓显像的显像仪器。

4. 了解骨髓显像的原理。

5. 了解骨髓显像检查技术的适应证、禁忌证。

【工作原理】

骨髓显像的原理主要依据显像剂所作用靶细胞的类别而有所不同。放射性胶体骨髓显像利用了骨髓间质中的网状内皮细胞具有吞噬和清除放射性胶体的作用而使骨髓显像。在正常人和大多数血液病患者中,骨髓的网状内皮细胞活性与骨髓的红细胞生成活性相一致,因此,可通过放射性胶体骨髓显像来间接反映红骨髓的造血功能和分布状况。但是,放射性胶体静脉注射后,除可使骨髓显像外,大部分显像剂被肝、脾摄取,使胸椎下段和腰椎上段骨髓无法清晰显示。

放射性核素铁(^{52}Fe 或 ^{53}Fe)、铟(^{111}In)能够与转铁蛋白相结合而参与红细胞的生成代谢,能直接反映红骨髓的造血功能和分布状态。^{52}Fe 物理半衰期为 8.2 小时,体内血清半清除时间为 90 分钟,静脉注射后 10 小时骨髓显影较好。^{52}Fe-枸橼酸铁是正电子显像剂,显像成本高,限制了临床使用。

^{99m}Tc 标记的抗粒细胞单克隆抗体可与骨髓中的粒细胞结合而使骨髓显像。^{99m}Tc-六甲基丙二胺肟(HMPAO)-白细胞与体内的粒细胞一样可进入红骨髓分布于其间质内,能基本代表粒细胞生成细胞的分布状况。需要注意的是,鼠源性抗粒细胞抗体进入体内后,约 40% 的患者会出现短暂性人抗鼠抗体(HAMA),再次接受检查的患者应给予重视。

【实验要求】

1. 熟悉 SPECT 骨髓显像的操作界面。

2. 掌握骨髓显像的临床病史采集、示踪剂的选择以及注射方式等。

3. 掌握骨髓显像采集的主要参数和技术要点。

4. 能够根据受检者申请单上的信息和病情要求,选择合理的检查方法。

5. 能够保证显像图像达到影像诊断的目的。

【实验器材及耗材】

1. SPECT/CT。

2. 显像剂 ^{99m}Tc-硫胶体(^{99m}Tc-SC)和 ^{99m}Tc-植酸钠(^{99m}Tc-PHY)。

3. 棉签,碘酊,胶布,铅防护盒,铅防护衣,手套,口罩等。

【实验注意事项】

1. 近期使用钡剂者,须将钡剂排出后再行检查;检查当天正常饮食,无需特殊准备。

2. 对建立静脉通道困难者或儿童,请预埋留置针;对难以配合检查的儿童患者,给予药物镇静。

3. 注射显像剂后多饮水和排尿;注射后 0.5~2 小时显像扫描,排小便时避免尿液沾染。

4. 临检前排空小便,检查时取下佩戴的金属物品。

5. 常规进行前位和后位全身显像,根据需要对感兴趣区部位行多体位局部显像。

【实验方法及步骤】

1. 适应证、禁忌证的确认

(1)适应证

1)了解造血功能障碍等疾病的骨髓活性。

2)骨髓增生性疾病的辅助诊断。

3)急、慢性溶血性贫血的鉴别诊断和疗效观察。

4)真性红细胞增多症的辅助诊断和疗效观察。

5)选择最佳骨髓穿刺和活检的部位。

6)多发性骨髓瘤的辅助诊断。

(2)禁忌证:无明确禁忌证。

2. 显像剂 骨髓显像常用显像剂、剂量及显像时间见表 15-2,目前临床上最常用的为

^{99m}Tc-硫胶体（^{99m}Tc-SC）和 ^{99m}Tc-植酸钠（^{99m}Tc-PHY），尤以 ^{99m}Tc-SC 显像效果最好。^{99m}Tc-SC 在正常人中约 85% 聚集在肝和脾中，影响了中轴骨骨髓的显影，未被肝、脾重叠的部分较清晰。本实验教程以 ^{99m}Tc-SC 和 ^{99m}Tc-PHY 为例讲述。

表 15-2　常用骨髓显像用放射性药物

显像剂类型	放射性药物	常用剂量/MBq	显像时间
放射性胶体类	^{99m}Tc-SC	555~740MBq	静脉注射后 0.5~2 小时
	^{99m}Tc-PHY	555~740MBq	静脉注射后 0.5~2 小时
红细胞生成类	^{52}Fe-枸橼酸铁	3.7~7.4MBq	静脉注射后 10~24 小时
	^{111}InCl$_3$	37~185MBq	静脉注射后 24~48 小时
粒细胞生成类	^{99m}Tc-抗粒细胞单克隆抗体（^{99m}Tc-NCA-95）	370~740MBq	缓慢静注后 20 分钟、2 小时、4~6 小时
	^{99m}Tc-HMPAO-白细胞	370~1 110MBq	缓慢静注后 1~4 小时

3. ^{99m}Tc-SC 和 ^{99m}Tc-PHY 标记方法

（1）^{99m}Tc-SC 标记：参考本章实验一

（2）^{99m}Tc-PHY 标记：在无菌操作条件下，将新鲜淋洗的 Na^{99m}TcO$_4$ 洗脱液 4~6ml 加入注射用亚锡植酸钠冻干品瓶中充分振摇，使冻干粉充分溶解，室温静置 5~10 分钟即可。取适量样品，用放射性层析扫描仪测定放射性化学纯度，要求 >95%。标记方法如图 15-16 所示。

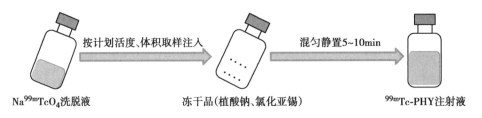

Na^{99m}TcO$_4$洗脱液　　　　冻干品(植酸钠、氯化亚锡)　　　　^{99m}Tc-PHY注射液

图 15-16　^{99m}Tc-PHY 标记方法示意图

4. 检查前的准备

（1）检查当天正常饮食，无特殊准备。

（2）操作技师认真阅读申请单（图 15-17），仔细核对受检者的详细信息，包括年龄、性别、联系电话等，询问补充病史、既往检查结果，明确检查的目的及要求。

（3）注射质控合格的显像剂，填写注射信息并合理安排机时，于注射后 0.5~2 小时安排上机扫描。

5. 受检者体位
受检者上机后取仰卧位，双上肢自然下垂于身体两侧，图像采集过程中受检者保持体位固定状态，平静、均匀地呼吸。受检者体位如图 15-18 所示。

6. SPECT 数据采集
配置平行孔低能高分辨型准直器或低能通用型准直器，采集能峰 140keV，窗宽 20%，放大倍数为 1.0，矩阵 256×1 024，采集速度 5~10cm/min。选用人体轨迹感应和探头自动贴近技术，采集参数卡设置如图 15-19 所示。

7. 数据处理及图像重建
扫描完成后，调节图像的亮度、本底、色彩，放大至合适大小，并使用感兴趣区扣除注射点等明显非病理生理因素造成的局部显像剂浓聚（图 15-20）。由医生

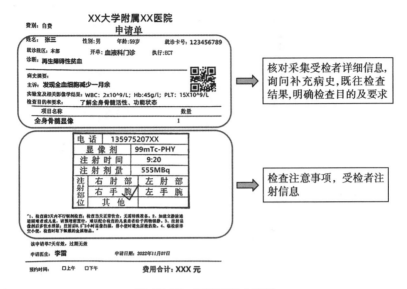

图 15-17 骨髓显像申请单

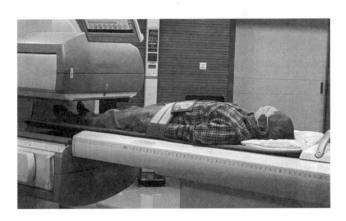

图 15-18 骨髓显像受检者体位

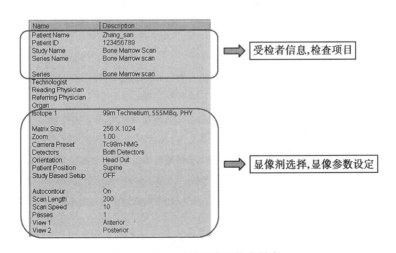

图 15-19 骨髓显像采集参数卡

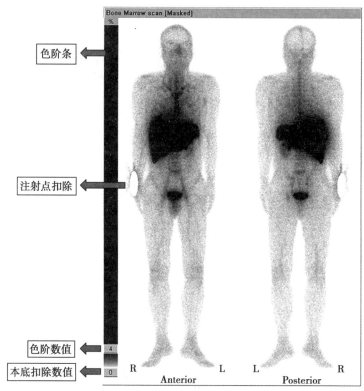

全身骨髓活性减低，未见明显外周骨髓扩张征象

图 15-20　全身骨髓显像图像（右手腕注射点）

初步浏览图像,确定显像图像达到检查目的后通知受检者离开。检查后告诉受检者多饮水,促进示踪剂的排出,同时提醒受检者检查后数小时内体内仍然具有少量放射性,要注意放射防护。

8. 骨髓显像技术操作流程　如图 15-21 所示。

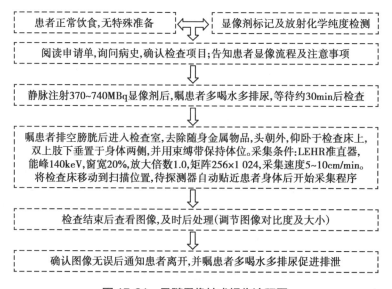

图 15-21　骨髓显像技术操作流程图

9. 典型图像示例

（1）正常影像：胶体显像剂在肝、脾浓聚多，显影浓，骨髓影像相对较淡。放射性胶体骨髓显像可以清晰地显示全身功能性红骨髓的分布及各部位骨髓的活性，其主要分布于躯干骨和肱骨头、股骨近端 1/4~1/3 髓腔，显像剂呈均匀分布。受肝、脾影响，胸椎下段和腰椎上段骨髓无法显示清晰；胸骨和肋骨虽含红骨髓，但常常显影不清楚（图 15-22）。

（2）骨髓抑制：中央骨髓和/或外周骨髓显影不良，提示骨髓量减少和骨髓造血功能减退（图 15-23）。

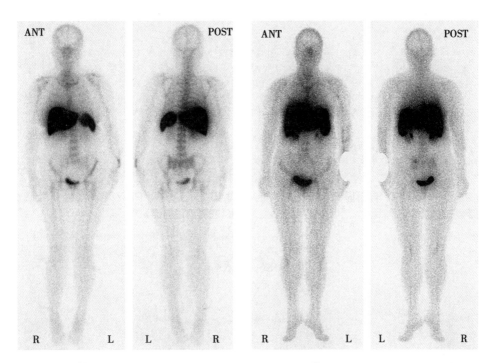

图 15-22 ^{99m}Tc-PHY 骨髓显像正常图像（左手腕部注射）　图 15-23 ^{99m}Tc-PHY 骨髓显像示骨髓抑制（左手腕注射点）

（3）骨髓显影增强：中央骨髓显影清晰伴外周骨髓扩张，提示骨髓造血功能活跃（图 15-24）。

（4）骨髓灶状显影：骨髓或髓外造血器官中出现局限放射性异常浓聚，提示造血功能代偿（图 15-25）。

（5）8 岁儿童 ^{99m}Tc-PHY 骨髓显像的正常图像，如图 15-26 所示。

（6）^{99m}Tc-PHY 骨髓显像剂脱标：胃、甲状腺、唾液腺及口腔内显像剂明显摄取（图 15-27）。图 15-28 为显像剂沾染：右侧肘部为注射点（箭头），双手显像剂沾染（三角）。

（7）图 15-29 为左侧胫骨上端骨折后骨髓活性异常增高的骨髓显像图像。

（8）图 15-30 为显像剂渗漏致左侧上臂内侧及腋窝淋巴结显像（注射浓聚点已扣除）；图 15-31 为右前臂静脉注射后皮下淋巴管显影。

（9）图 15-32，男，5 岁，临床诊断为三系减少，行 ^{99m}Tc-PHY 骨髓显像，双肺异常显影，当日显像剂质控合格；为排除药物或技术原因，建议患者 5 天后复查（图 15-33），双肺仍异常显影，结合病史考虑肺部病变可能（右腕部为留置针显像剂残留）。

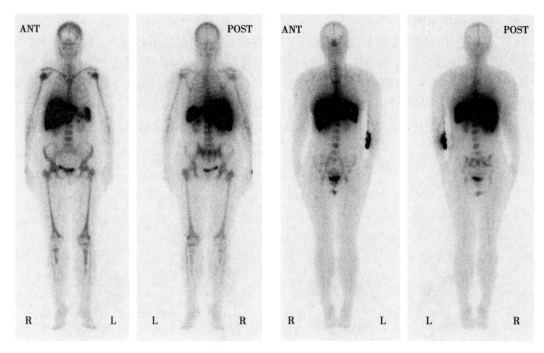

图 15-24 ^{99m}Tc-PHY 骨髓显像示骨髓增生活跃（右手背注射）

图 15-25 ^{99m}Tc-PHY 骨髓显像示骨髓灶样扩张（左肘部注射点）

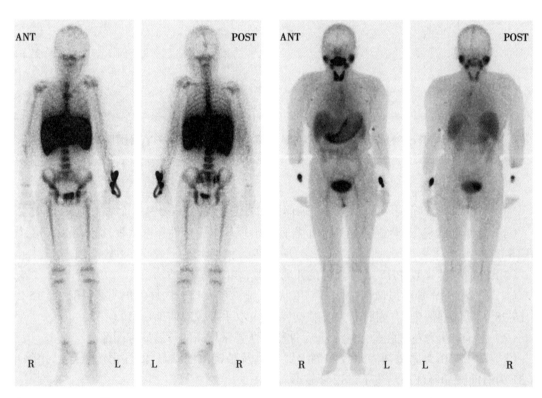

图 15-26 儿童 ^{99m}Tc-PHY 骨髓显像正常图像（左手腕留置针残留）

图 15-27 显像剂 ^{99m}Tc-PHY 脱标

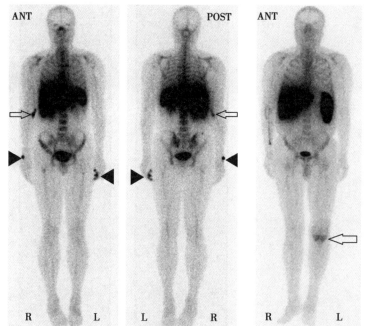

图 15-28　显像剂沾染
三角示双手污染,箭头示注射点。

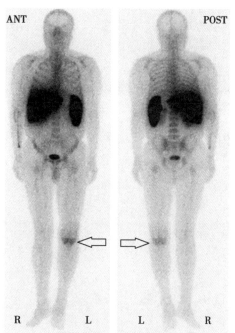

图 15-29　左侧胫骨上端骨髓活性异常增高,结合病史考虑骨折后改变

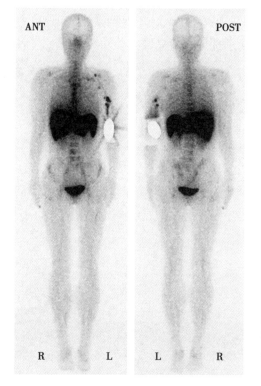

图 15-30　骨髓显像剂渗漏

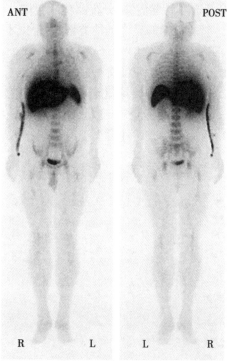

图 15-31　右前臂皮下淋巴管显影

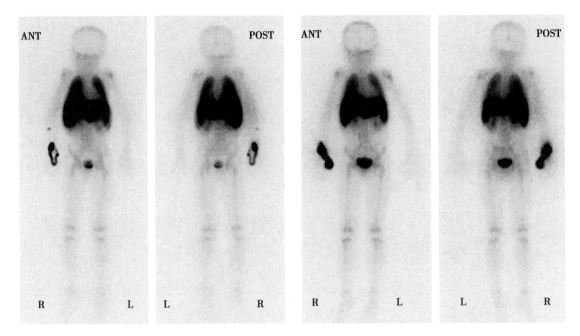

图 15-32　第一次显像图像　　　　　　　　图 15-33　5 天后复查后的图像

【实验总结】

1. 骨髓显像可从不同的生理功能角度通过探测显示骨髓中红骨髓的分布和功能状态,以了解全身造血骨髓活性、分布及功能变化。

2. 骨髓显像的显像剂种类繁多,根据不同要求选用合适显像剂。

【实验思考】

1. 骨髓显像适应证有哪些?

2. 放射性胶体类骨髓显像剂有哪几种,它们的标记方法有什么不同?

3. 放射性胶体骨髓显像原理是什么?

4. 骨髓显像技术注意事项有哪些?

第十六章　核医学核素治疗技术

实验一　骨转移瘤放射性核素治疗技术

【实验概述】

中晚期恶性肿瘤可出现骨转移,以晚期前列腺癌、乳腺癌、肺癌等最为多见。病灶多呈现多发病灶,甚至广泛性转移。临床表现为逐渐加剧的顽固性骨疼痛、活动受限和病理性骨折等症状。放射性核素治疗药物能够在体内靶向浓聚在肿瘤病灶内,释放 β 或 α 粒子射线,对病灶产生辐射生物治疗效应,减轻疼痛且杀伤转移性病灶及原发性肿瘤细胞。目前临床常用于治疗骨转移癌的放射性核素靶向药物是钐-153 标记的乙二胺四亚甲基膦酸(^{153}Sm-EDTMP)、氯化锶(^{89}SrCl$_2$)和二氯化镭(^{223}RaCl$_2$)。该类药物的特点是:主要靶向浓聚于骨转移灶;骨髓毒性较低;正常骨组织及其他器官放射性受照射量非常低。临床主要用于前列腺癌、乳腺癌等晚期恶性肿瘤继发骨转移所致骨痛的缓解,是转移癌性骨痛止痛的疗法之一。

【实验目的】

1. 掌握核素治疗骨转移瘤技术的适应证和禁忌证。
2. 掌握核素治疗骨转移瘤技术的操作流程。
3. 熟悉核素治疗骨转移瘤技术的检查前准备。
4. 了解核素治疗骨转移瘤技术的原理。

【工作原理】

骨转移瘤放射性核素治疗技术工作原理见图 16-1。

【实验要求】

1. 熟悉治疗骨转移瘤的放射性核素药物的种类、特性及临床应用。
2. 掌握治疗前准备:临床病史采集、治疗药物的选择以及给药途径等。
3. 请患者签署知情同意书,应充分告知患者:
(1)该方法为姑息治疗,止痛有效率约为 70%。
(2)治疗虽然有可能使病灶缩小或消失,但并不能完全治愈肿瘤病灶。
(3)应告知本治疗方法的优缺点,患者同意后签署知情同意书。
4. 能够根据患者诊疗申请单上的信息和病情要求,规范完成治疗操作、辐射防护宣教和随访。

【实验器材及耗材】

1. SPECT/CT。
2. 放射性核素治疗药物　氯化锶(^{89}SrCl$_2$)、^{153}Sm-EDTMP 和二氯化镭(^{223}RaCl$_2$)。
3. 辅助器材　放射性药物注射器、防护用具(如铅罐、铅衣),辐射剂量监测仪。

【实验方法及步骤】

骨转移瘤放射性核素治疗技术流程图见图 16-2。

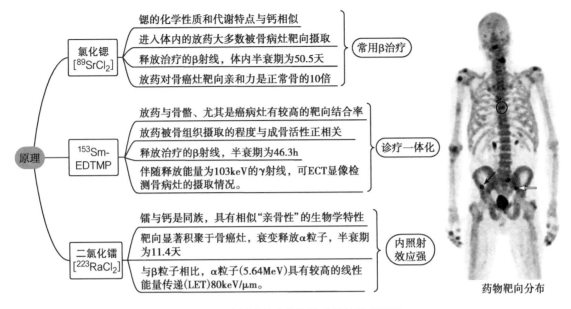

药物靶向分布

图 16-1　放射性核素药物治疗骨转移瘤原理

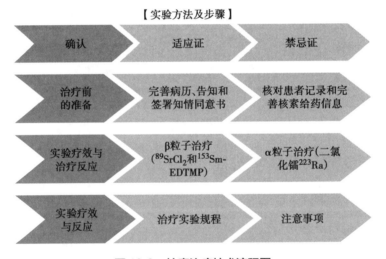

图 16-2　核素治疗技术流程图

1. 适应证、禁忌证的确认

（1）β 粒子治疗的适应证（$^{89}SrCl_2$ 和 ^{153}Sm-EDTMP）

1）恶性骨转移瘤伴有持续性骨痛，尤其是经放疗和化疗无效或效果不佳且全身骨核医学显像示骨转移灶有较高放射性分布呈异常浓聚者。

2）原发恶性骨肿瘤无法手术切除或术后有残留癌灶，或多发性骨转移且伴有疼痛者，核医学骨显像证实病灶有较高放射性浓聚的患者。

3）患者须满足以下条件：①预期寿命长于 3 个月；②治疗前 6 周未使用长效骨髓抑制化疗药和/或大野放疗；③骨髓储备功能和肾功能正常。

（2）α 粒子［二氯化镭（$^{223}RaCl_2$）］适用于治疗具有下列特点的前列腺癌骨转移患者：①症状性骨转移癌，伴有中重度骨痛；②无已知的内脏转移；③去势抵抗性前列腺癌；④全身核医学骨显像提示骨转移性癌灶的放射性显像剂分布异常增高。

［二氯化镭（$^{223}RaCl_2$）］治疗前每次必须进行准确的再分期诊断。

（3）α/β 粒子治疗的禁忌证见图 16-3。

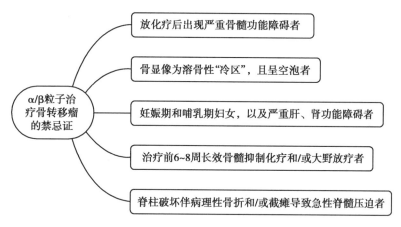

图 16-3　α/β 粒子治疗的禁忌证

2. 治疗前的准备

（1）应有完整的病史记录：包括体检资料（身高、体重）、全身核医学骨显像、X 线检查、CT、病理诊断、血常规、肝肾功能检查等。

（2）核对完善患者信息：记录患者姓名、药名、放射性活度、放射性比活度和药液体积等内容。

（3）签署知情同意书：应充分告知患者，该方法为姑息治疗，止痛有效率约为 70%。治疗虽然有可能使病灶缩小或消失，但并不能完全治愈肿瘤病灶。应告知本治疗方法的优缺点，患者同意后签署知情同意书。

3. 实验疗效与治疗反应的处理　见图 16-4、图 16-5。

氯化锶 [$^{89}SrCl_2$]	• 处方剂量（PD）：单次为 148MBq 或者 1.5~2.2MBq/kg • 重复给药：根据患者个体情况制订治疗计划。再次治疗的时间间隔至少 90 天 • 副反应与处理：暂时性的骨髓抑制是 ^{89}Sr 主要的毒副作用，通常发生在几周内，以 5~8 周最为明显，然后逐渐恢复。引起骨髓抑制的原因与原发病灶、已接受过的治疗（如化疗、外照射治疗）、^{89}Sr 处方剂量等有关，因此建议至少每 2 周检测 1 次血常规检查
^{153}Sm- EDTMP	• 处方剂量（PD）：单次为 18.5~92.5MBq/kg。PD 按病灶数目多少、大小来决定。可每 4 周一次治疗 • 重复给药：治疗次数可根据患者的血象和镇痛持续时间等情况决定。再次治疗的时间间隔至少 6~8 周 • 副反应与处理：^{153}Sm-EDTMP 是相对安全并可耐受的，血细胞减少及与骨髓抑制无关的不良反应较为少见。随着剂量的增加，最为显著的毒副作用为骨髓抑制引起的血小板减少症和中性粒细胞减少症。一般会在治疗 2~4 周可出现血小板及血细胞下降，多数可恢复至治疗前水平。治疗期间应采用增加白细胞药物及高蛋白饮食等措施，以提高患者的免疫力。恶心和呕吐非常罕见，在弥漫性骨转移的患者中偶尔观察到。
二氯化镭- （$^{223}RaCl_2$）	• 处方剂量（PD）：单次为每公斤体重 55kBq/kg，每 4 周注射 1 次，全疗程共计注射 6 次。 • 副反应与处理：常见的不良反应为腹泻、恶心、呕吐和外周水肿等（≥10%）。血小板减少症可见，但发生 3~4 级骨髓毒性的概率非常小，最严重的不良反应为血小板减少症和中性粒细胞减少症。

图 16-4　实验疗效与治疗反应的处理

4. 治疗实验规程和注意事项

（1）依照国家相关法规，得到监管机构的许可和监督。

（2）治疗应在核医学科医师指导下进行，在有专门防护条件的核素药物活性室注射放射性治疗药物。在正确的治疗时间窗内，能够保证在个体化多模式治疗情况下完成核素治疗。

（3）在治疗的全过程，要具有核医学放射工作资质的相关专业人员接收、使用和给药。药物接收、保存、使用、运输及处置须按照相关法规条例执行。

（4）治疗过程中，医务人员应按防护要求注意自身的安全防护，注意用药器皿的回收保管。

（5）执业机构及相关专业人员，在处理本核素治疗药品时，应该既能确保辐射安全，又能满足药品质量要求，并全程采取相应的放射性防护措施。

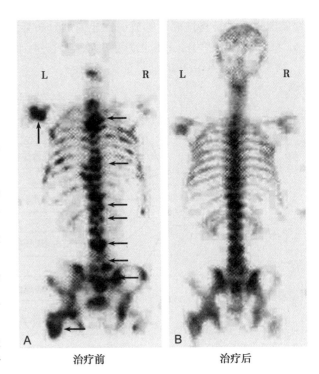

图 16-5 ^{153}Sm-EDTMP 治疗前列腺癌广泛骨转移癌的核医学骨显像

示治疗前和治疗后 4 个月骨转移灶放射性分布程度明显减少，范围缩小，骨转移病灶明显减少。

【实验总结】

1. 发射 β 粒子靶向治疗药物：对成骨型或混合型（溶骨/成骨）转移患者的疼痛控制有益。其主要优点是快速、选择性地同时全身多病灶靶向作用于所有骨骼病变，可以有效地缓解骨痛，约 70% 的患者接受单次 ^{89}Sr 或 ^{153}Sm 治疗后疼痛减轻。但是，其对溶骨性骨转移（42%）比成骨型（62.5%）或混合型（60%）骨转移的治疗反应差些。

2. 发射 α 粒子的放射活性靶向治疗药物：二氯化镭（^{223}RaCl$_2$）能显著延长总生存期，延迟了首次症状性骨骼事件的发生时间，且骨髓毒性极低，安全性良好，显著改善患者的生存质量。

3. 放射性核素靶向治疗是控制和缓解恶性骨转移瘤患者骨痛的有效的姑息疗法，在稳定骨骼结构或改善恢复功能、预防骨骼治疗骨相关事件的风险、部分药物（如 ^{223}RaCl$_2$）兼具控制肿瘤进展和显著提高生活质量的临床价值。

【实验思考】

1. 放射性核素治疗技术的流程有哪些？

2. 放射性核素治疗的骨转移瘤优势是什么？

实验二 ^{131}I 治疗甲状腺疾病

【实验概述】

格雷夫斯病（Graves disease，GD）是甲亢最常见的类型，目前主要有抗甲状腺药物（ATD）、放射性核素 ^{131}I 及手术三种一线治疗方法。其中 ATD 治疗疗程长，容易出现肝损伤、白细胞减低、过敏等副作用，停药后易复发；手术治疗主要适用于甲状腺明显肿大造成压迫症状或可能合并有甲状腺恶性肿瘤的患者;而 ^{131}I 治疗 GD 因为具有安全有效、疗程短、复发率低、费用低廉等优点,已广泛运用于临床 GD 的治疗。

【实验目的】

1. 掌握 ^{131}I 治疗 GD 的治疗前准备。

2. 掌握 ^{131}I 治疗 GD 的适应证、禁忌证。

3. 熟悉 ^{131}I 治疗 GD 的配药及给药操作流程。

4. 了解 ^{131}I 治疗 GD 的原理。

【工作原理】

正常人甲状腺浓聚碘化物为血浆的 50 倍,GD 患者可高达几百甚至上千倍,^{131}I 由于与日常食用的碘具有相同的化学和生物学性质,口服后可迅速吸收至甲状腺滤泡细胞。GD 患者甲状腺滤泡细胞增生,钠/碘同向转运体(NIS)表达量及功能上调,摄取 ^{131}I 的量和速率明显增高,^{131}I 在衰变过程中发射的 β 射线可以使甲状腺滤泡细胞变性和坏死,从而使甲状腺激素的合成和分泌减少,甲状腺体积随之缩小,从而达到治疗目的。

【实验要求】

1. 熟悉配药及给药操作流程。

2. 掌握治疗前准备,包括临床病史采集、治疗剂量的制订等。

3. 应充分告知患者 GD 三种一线治疗方案各自的优缺点,^{131}I 治疗 GD 的注意事项、疾病转归等,患者同意后签署知情同意书。

4. 能够根据患者申请单上的信息准确配药及给药,完成治疗、防护宣传和随访。

【实验器材及耗材】

1. 防护服、帽子、口罩及手套。

2. 碘[^{131}I]化钠口服溶液、纯净水、一次性杯子。

3. 表面污染监测仪、放射性核素自动分装仪、放射性废物垃圾桶。

4. 放射性核素出入库验收登记表、放射性核素使用记录表、放射性核素诊治患者总用量及日等效最大用量记录表。

【实验注意事项】

1. ^{131}I 治疗前 1~2 周患者应避免富碘的食物及药物。

2. 口服 ^{131}I 前患者至少禁食 2 小时,服 ^{131}I 后应适量饮水,2 小时后可以进食。

3. 育龄期女性治疗前应排除妊娠。

【实验方法及步骤】

1. 适应证、禁忌证的确认

(1)适应证

1)ATD 疗效差或多次复发。

2)对 ATD 出现不良反应。

3)有手术禁忌证或手术风险高。

4)有颈部手术或外照射史。

5)病程较长。

6)老年患者,特别是伴发心血管疾病者。

7)合并心房颤动。

8)合并骨骼肌周期性麻痹。

9）合并肝功能损伤。

10）合并白细胞或血小板减少。

（2）禁忌证

1）计划在6个月内怀孕的患者。

2）妊娠患者。

3）合并疑似或确诊甲状腺恶性肿瘤（应首选手术治疗）。

2. 配药及给药前的准备

（1）配药前须检查药物标定时间、活度、有效期、体积等信息。

（2）核对患者年龄、性别、给药剂量、妊娠或哺乳情况、有无碘过敏史等。

（3）给药前须确认患者已禁食2小时以上。

（4）及时告知患者治疗前的注意事项并做好解释工作，消除患者的紧张心理，取得患者的合作。

3. 配药　配药流程如图16-6所示。

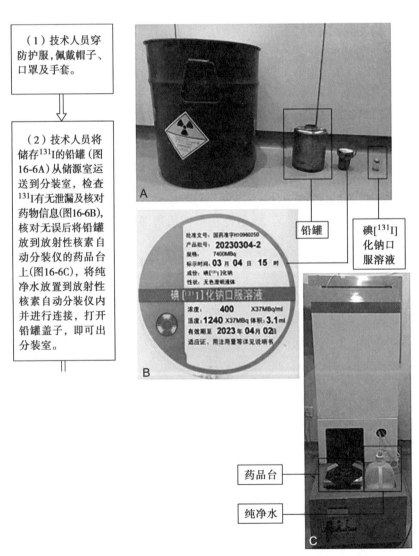

（3）出分装室后将防护服及手套脱下，为防止有放射性污染应立即洗手，后使用表面污染监测仪(图16-6D)检测自己有无被^{131}I污染,若有污染,应及时处理。

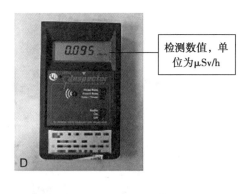

检测数值，单位为μSv/h

（4）确定无放射性污染后,根据^{131}I原药活度及衰变系数计算稀释容量,比活度一般为111~185MBq/ml。后在配药系统中输入原药制作时间、原药活度、稀释容量(图16-6E),待铅罐进入放射性自动分装仪后调整铅罐。

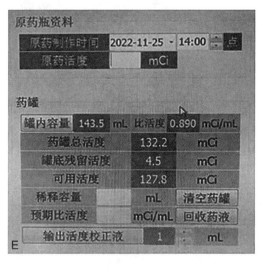

（5）配药完成后技术人员需再次穿好防护服及手套进分装室将铅罐运送至放射源固体废料室并检测有无放射源污染,确认无污染后记录放射性核素入、出库验收登记表(图16-6F)。

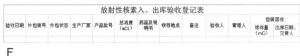

图 16-6　配药步骤示意图
A.碘[^{131}I]化钠口服溶液运输桶、铅罐及碘[^{131}I]化钠口服溶液;B.铅罐上标签;C.放射性核素自动分装仪;D.表面污染监测仪;E.配药系统页面;F.放射性核素入出库验收登记表。

4. 给药　给药流程如图 16-7 所示。

5. 典型图像示例　如图 16-8 所示。

【实验总结】

1. ^{131}I 治疗 GD 具有安全有效、疗程短、复发率低、费用低廉等优点。

2. ^{131}I 治疗前的准备工作至关重要。

3. 对放射防护要给予充分的重视。

【实验思考】

1. 若工作人员发现自己被 ^{131}I 污染应怎么办?

2. 当患者不慎将 ^{131}I 打翻,应怎么处理?

（1）给药人员核对患者信息无误后嘱患者进入服药室（图16-7A），其可从监控画面观察患者情况并通过语音与患者沟通交流。嘱患者将一次性杯子放至给药窗口（图16-7B）出药口下。

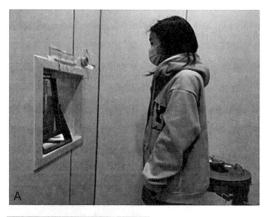

（2）给药人员根据患者给药单（图16-7C）输入患者信息及给药剂量，核对无误后确定给药（图16-7D），待出药完成后嘱患者可服药，^{131}I为无色透明的液体，患者须一次性将药物服用完，避免药物在口腔内停留时间过长。

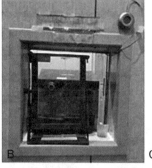

（3）服完^{131}I后患者须再接适量水饮用，目的是尽量将杯中的药物喝完，并防止药物在口腔及食管壁上残留过多。

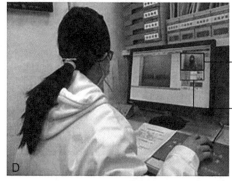

监控画面

患者信息栏

（4）患者在服完药后按照给药人员的指挥将杯子扔进放射性垃圾桶（图16-7E）内，后至隔离观察室（图16-7F）观察2小时，观察有无不良反应。

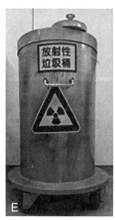

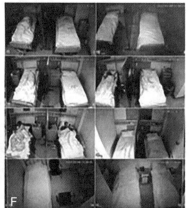

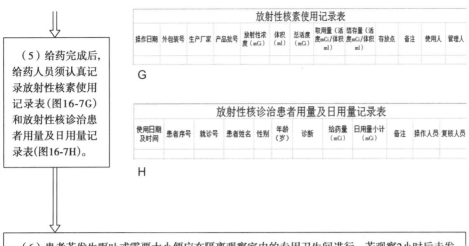

（5）给药完成后，给药人员须认真记录放射性核素使用记录表（图16-7G）和放射性核诊治患者用量及日用量记录表（图16-7H）。

放射性核素使用记录表

操作日期	外包装号	生产厂家	产品批号	放射性浓度（mCi）	体积（ml）	总活度（mCi）	取用量（活度mCi/体积ml）	结存量（活度mCi/体积ml）	存放点	备注	使用人	管理人
G												

放射性核诊治患者用量及日用量记录表

使用日期及时间	患者序号	就诊号	患者姓名	性别	年龄（岁）	诊断	给药量（mCi）	日用量小计（mCi）	备注	操作人员	复核人员
H											

（6）患者若发生呕吐或需要大小便应在隔离观察室内的专用卫生间进行。若观察2小时后未发现严重不良反应，患者即可离院。因131I治疗GD所用剂量较少，故不需要住院隔离。

图 16-7　给药步骤示意图

A. 服药室；B. 给药窗口；C. 给药单；D. 给药人员操作图；E. 放射性垃圾桶；F. 隔离观察室监控画面；G. 放射性核素使用记录表；H. 放射性核素诊治患者用量及日用量记录表。

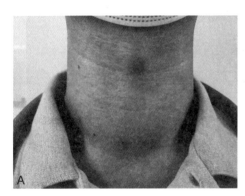
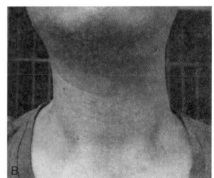

图 16-8　患者 1 次 131I 治疗前后对比

A. 治疗前，患者甲状腺弥漫性肿大，皮肤表面湿润；B. 治疗后，甲状腺明显缩小，皮肤表面干燥。

实验三　皮肤病的放射性核素敷贴治疗技术

【实验概述】

放射性核素敷贴治疗是将发射 β 射线的放射性核素制成专用的敷贴器，把敷贴器紧贴于病变皮肤表面，对皮肤浅表病变进行近距离外照射治疗，从而达到治疗目的。目前瘢痕疙瘩、增生性瘢痕、皮肤毛细血管瘤等疾病的治疗均可以用放射性核素敷贴器治疗。常用的 β 射线敷贴器是磷-32（^{32}P）和锶-90/钇-90（^{90}Sr-^{90}Y）敷贴器。

【实验目的】

1. 掌握放射性核素敷贴治疗的原理。

2. 掌握放射性核素敷贴器制作过程、治疗的操作方法及流程。

3. 熟悉放射性核素敷贴治疗的临床应用。

4. 了解放射性核素敷贴治疗的适应证、禁忌证。

【工作原理】

放射性核素敷贴治疗的原理如图 16-9。

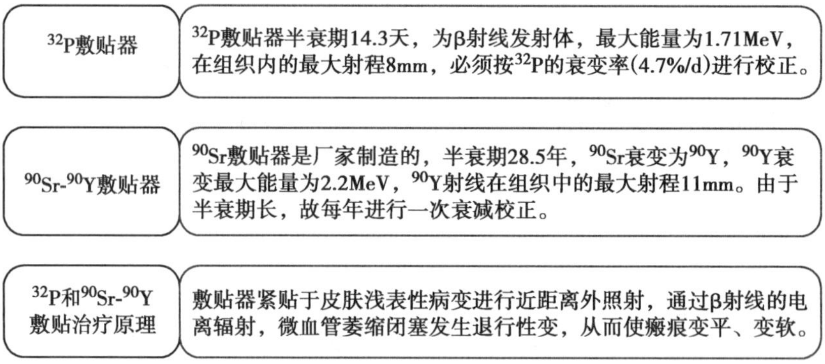

^{32}P敷贴器
^{32}P敷贴器半衰期14.3天，为β射线发射体，最大能量为1.71MeV，在组织内的最大射程8mm，必须按^{32}P的衰变率(4.7%/d)进行校正。
^{90}Sr-^{90}Y敷贴器
^{90}Sr敷贴器是厂家制造的，半衰期28.5年，^{90}Sr衰变为^{90}Y，^{90}Y衰变最大能量为2.2MeV，^{90}Y射线在组织中的最大射程11mm。由于半衰期长，故每年进行一次衰减校正。
^{32}P和^{90}Sr-^{90}Y敷贴治疗原理
敷贴器紧贴于皮肤浅表性病变进行近距离外照射，通过β射线的电离辐射，微血管萎缩闭塞发生退行性变，从而使瘢痕变平、变软。

图 16-9　治疗皮肤病的放射性核素特点及原理示意图

【实验要求】

1. 熟练放射性核素敷贴器的制备过程。

2. 完善治疗前准备　告知患者敷贴治疗的原理、周期、疗程、注意事项以及可能出现的不良反应及处理。

3. 签署知情同意书　告知患者及家属敷贴治疗的优缺点，患者同意后签署知情同意书。

4. 了解临床病史，根据患者病情制订个人剂量，完成治疗、防护宣教和随访。

【实验器材及耗材】

1. 直尺、滤纸、薄膜手套、移液枪、弯盘、剪刀、乳胶手套、优质塑料薄膜。

2. 活度计。

3. 常用的放射性核素敷贴治疗药物　^{32}P、^{90}Sr-^{90}Y。

【实验注意事项】

1. 治疗前 1 日清洁皮肤（洗澡或局部清洗）。

2. 毛发部位要备皮，剪除局部毛发。

3. 衣服要宽松柔软，易穿脱，避免穿套头衣衫、紧身衣及连体衣等。

4. 准备适量医用无敏透气胶布（PU 膜），防止脱落。

【实验方法及步骤】

放射性核素敷贴治疗的方法及步骤如图 16-10。

1. 适应证、禁忌证的确认

（1）适应证：临床确诊为增生性瘢痕和瘢痕疙瘩等皮肤病的治疗。

（2）禁忌证：

1）多发性神经性皮炎、湿疹、牛皮癣。

2）开放性皮肤损伤与感染。

3）孕期及哺乳期妇女。

2. 治疗前的准备

（1）详细询问病史和查体，判断是否可行

患者无特殊准备
适应证、禁忌证
收集病史、查体，告知敷贴治疗原理和签署知情同意书
治疗剂量与疗程，敷贴器的制备及防护
治疗反应，注意事项及随访

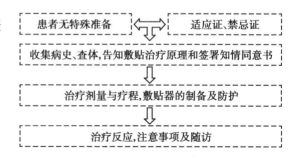

图 16-10　放射性核素敷贴治疗技术流程图

敷贴治疗。

（2）医生与患者及家属沟通,介绍放射性核素敷贴治疗的原理、周期、疗程、注意事项,可能出现的不良反应及处理,签署知情同意书。

（3）核对并完善患者信息,使用前根据标定的活度计日期计算敷贴器现有的活度剂量,估算拟投给的剂量。

3. ^{32}P 敷贴器制备过程及方法（图 16-11）

（1）充分暴露病变部位进行清洁处理(毛发部位应先去毛),测量瘢痕的大小形状,数码相机拍照存档。若瘢痕数量≥3 个时,用记号笔标记,如 1,2,3……。用塑料薄膜手套将瘢痕大小形状描绘下来。

（2）将描绘下来的瘢痕反转到滤纸上,按形状剪裁,放入弯盘。

（3）移液枪吸取稀释后的 ^{32}P 溶液后均匀滴在滤纸上,用烤灯烘干(制药和烤灯烘烤均在防护通风橱内进行)后用塑料薄膜密封。

（4）把 ^{32}P 敷贴器贴在瘢痕处,用医用胶带固定。

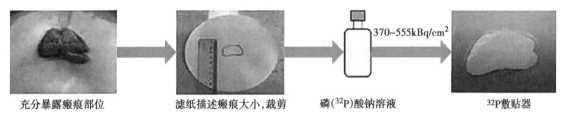

充分暴露瘢痕部位　　　滤纸描述瘢痕大小,裁剪　　磷(^{32}P)酸钠溶液　　　^{32}P敷贴器

图 16-11　^{32}P 敷贴器制备过程

4. ^{90}Sr-^{90}Y 敷贴器　^{90}S-^{90}Y 敷贴器是厂家制造的。^{90}Sr 衰变为 ^{90}Y,^{90}Y 衰变发出的能量为 2.2MeV 的 β 射线,从而发挥治疗作用(图 16-12)。

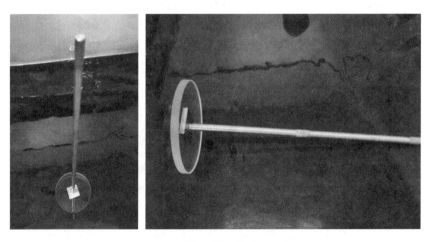

图 16-12　^{90}Sr-^{90}Y 敷贴器示意图

5. 实验处方剂量与治疗反应的处理

（1）^{32}P 和 ^{90}Sr-^{90}Y 敷贴器的处方剂量要根据患者的年龄、病变部位、病损情况及个体对射线的敏感性而定。一次大剂量法:婴儿,10~12Gy;1~6 岁,15~18Gy;7~17 岁,15~20Gy;成年人,20~25Gy。分次敷贴治疗法:每次给予 1~3Gy,每日或隔日一次,总剂量 5~25Gy 为一个疗程。

如经一个疗程治疗未愈者,则间隔 2~3 个月再行下一个疗程治疗。治疗过程中注意周围正常皮肤的防护。治疗前后对比如图 16-13。

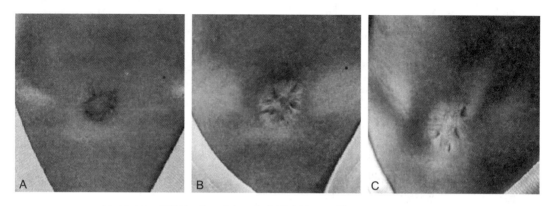

图 16-13　纵隔气肿术后胸骨上窝增生性瘢痕 ^{32}P 敷贴治疗前后对比

A. 治疗前;B. 第 3 次治疗前;C. 第 5 次治疗后 45 天左右,增生性瘢痕变平、变软,瘢痕处仅有色素脱失。

（2）不良反应及处理　患者一般无不良反应;部分患者可出现局部水疱、红肿、上皮脱落及溃疡,此时应及时终止敷贴治疗并用碘伏消毒,避免局部感染和随访观察。

6. 治疗实验规程和注意事项

（1）放射性核素敷贴治疗的单位由省级卫生行政部门监管和许可,实施者必须是放射工作专业人员。

（2）治疗前由核医学科医师确定处方剂量, ^{32}P 敷贴器制作过程中应根据病变大小、形状计算剂量。敷贴器应经检测表面无放射性污染后方能使用。

（3）在治疗的全过程,要具有放射工作资质的相关专业人员接收、使用和给药。放射性敷贴器的接收、保存、使用、运输及处置须按照相关法规条例执行。

（4）在敷贴器制备和治疗过程中,医务人员应按防护要求注意自身的安全及患者的防护。治疗过程中医务人员必须配备活度计及 β 射线污染检查仪。

（5）应对自制的敷贴器数量、活度、使用情况等进行登记。敷贴器使用后应交回制作单位由专门的医护人员清点、处理,并做记录。

【实验总结】

1. ^{32}P 和 ^{90}Sr-^{90}Y 敷贴器对病理性瘢痕、皮肤血管瘤是一种有效的治疗方法。作为一种低活度辐射核素治疗剂量,不仅放射强度较小,局部反应和毒副作用轻微,患者配合度高,且治疗后不易复发,是一种无创和无痛的治疗方法。据统计该疗法治愈率高达 70%~80%,有效率高达 98%~100%。

2. 放射性核素敷贴器近距离外照射治疗是目前难治性皮肤病的重要治疗手段。对皮肤浅表性病变产生低水平辐射,不会危害身体健康,并可减轻症状,促进瘢痕病变消退;通过 β 射线的电离辐射作用,使微血管萎缩,导致其闭塞等退行性变,从而使瘢痕变平、变软,减轻疼痛,提高患者满意度。

【实验思考】

1. 放射性核素敷贴治疗的制备过程是什么?

2. 放射性核素敷贴治疗病理性瘢痕、皮肤血管瘤的优势有哪些?